INTUBATION

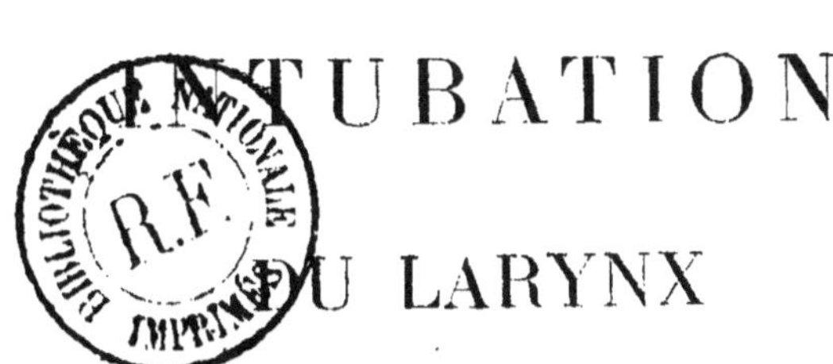

DU LARYNX

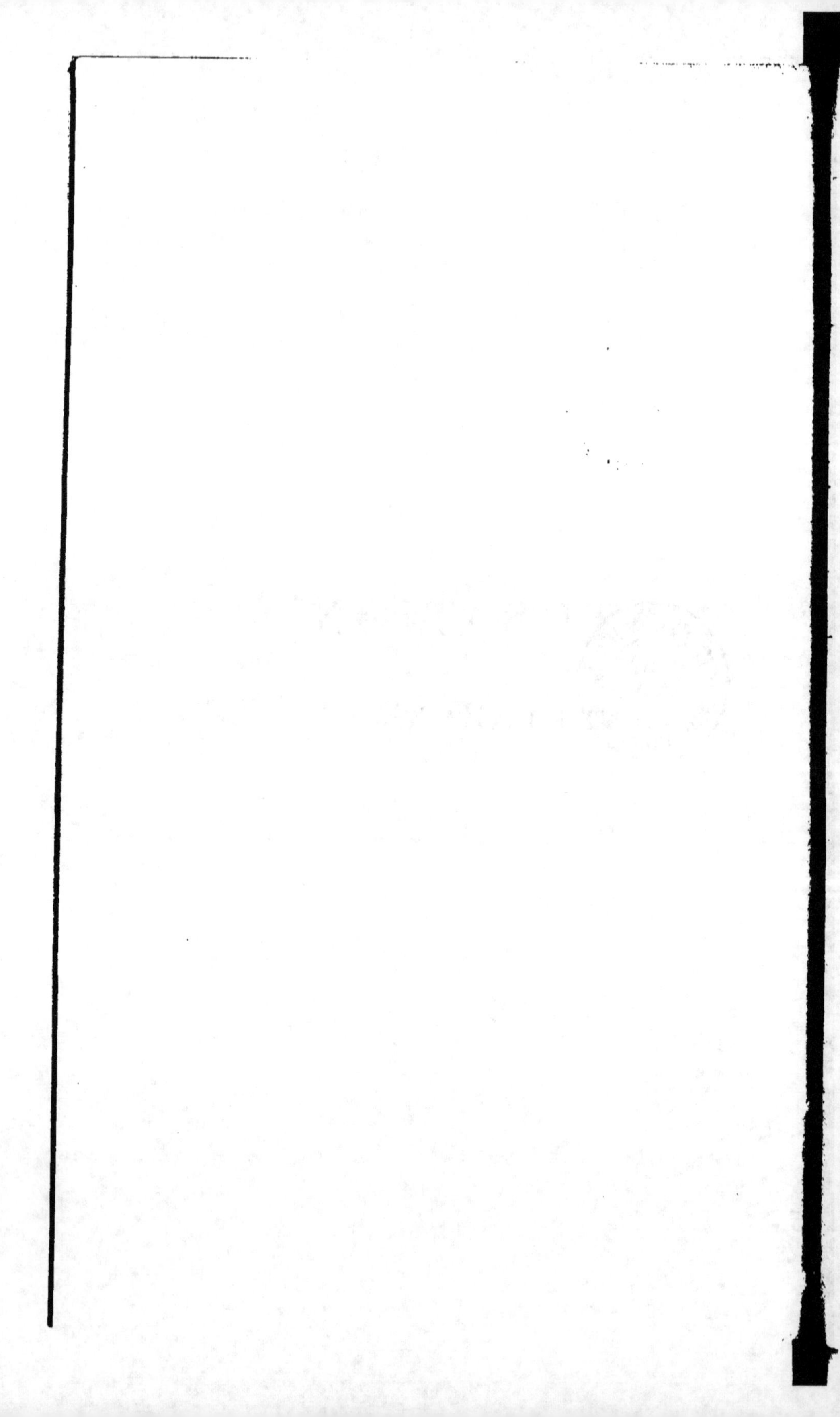

INTUBATION DU LARYNX

INSTRUMENTS — TECHNIQUE
AVANTAGES

PAR

Le Dr PEREZ-AVENDAÑO

ANCIEN INTERNE DES HÔPITAUX DE BUENOS-AIRES
MEMBRE CORRESPONDANT DE LA SOCIÉTÉ DE PÉDIATRIE DE PARIS

PRÉFACE

DU

Dr MARFAN

PROFESSEUR AGRÉGÉ A LA FACULTÉ DE MÉDECINE
MÉDECIN DE L'HÔPITAL DES ENFANTS MALADES

Avec 67 figures et 10 tableaux synoptiques dans le texte
et un tableau clinique hors texte.

PARIS
C. NAUD, ÉDITEUR
3, RUE RACINE, 3

1902

A

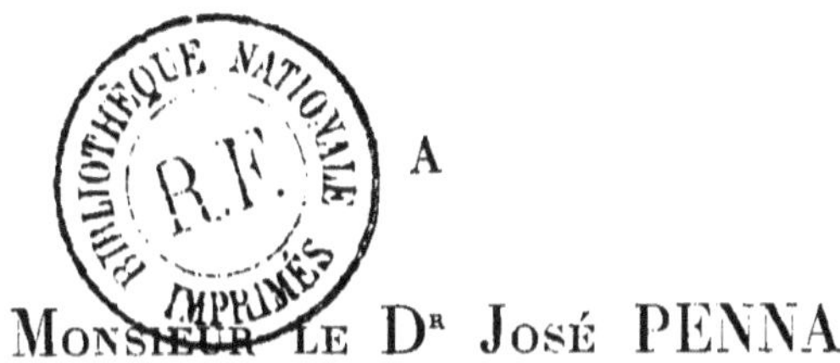

Monsieur le Dr José PENNA

Professeur de Clinique de maladies infectieuses à la Faculté de
Médecine de Buenos-Aires
Membre de l'Académie de Médecine de Buenos-Aires
Médecin en chef de la « Casa de Aislamiento » de Buenos-Aires

HOMMAGE DE PROFOND DÉVOUEMENT

Dr PEREZ-AVENDAÑO.

Paris, 1902.

PRÉFACE

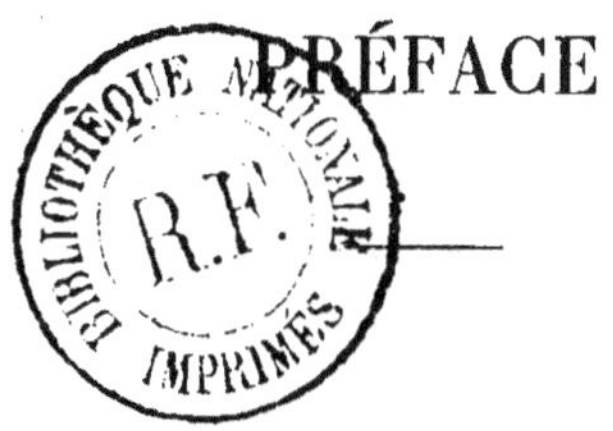

En 1894, dans sa communication sur la sérumthérapie, M. Roux s'exprimait ainsi :
« Avec le sérum, la trachéotomie doit être,
dans la grande majorité des cas, remplacée par
le tubage. En effet, il ne s'agit plus maintenant de laisser un tube à demeure dans le
larynx pendant des journées ; il suffira, le
plus souvent, de le maintenir en place pendant un jour ou deux pour prévenir l'asphyxie
imminente et gagner du temps, jusqu'à ce
que les fausses membranes se détachent. Notre
conviction à ce sujet est si forte que nous
espérons bientôt montrer par des faits que le
tubage est le complément de la sérumthérapie. Dans l'avenir, la trachéotomie sera l'exception, au grand bénéfice des enfants. »

Sept ans se sont écoulés et la prédiction de

M. Roux s'est pleinement réalisée. Mais la supériorité du tubage ne tient pas, à mon sens, aux raisons qu'on en donne généralement.

Je ne crois pas qu'on puisse dire que la durée du traumatisme est moindre avec le tubage qu'avec la trachéotomie ; ce n'est pas un jour, deux jours au plus, qu'on doit laisser le tube en place, en cas de croup traité par la sérumthérapie : c'est deux jours au moins.

J'ai adopté comme règle le détubage après quarante-huit heures de séjour du tube ; or, dans la moitié des cas, on est obligé de replacer le tube dans les instants qui suivent son extraction. Si je me reporte à la période de l'année 1894 pendant laquelle la trachéotomie fut le seul procédé opératoire employé concurremment avec la sérumthérapie, j'ai le souvenir que la canule pouvait être retirée en général deux ou trois jours après l'opération. Même ce qui fit rapidement ma conviction sur la haute valeur du sérum préparé par M. Roux, ce fut la proportion tout à fait inusitée de succès que donna la trachéotomie et la rapidité avec laquelle on pouvait décanuler les enfants.

Et, en réfléchissant sur ces souvenirs, lointains, il est vrai, j'en arrive à me demander

si un long séjour du tube dans le larynx n'a
pas plus d'inconvénients qu'un long séjour de
la canule dans la trachée, car la canule ne
touche pas les cordes vocales, tandis que le
tube les frotte, les comprime, les rend irri-
tables, et il en résulte que le spasme se produit
facilement après son extraction.

On a avancé que la broncho-pneumonie se
produisait plus souvent après la trachéotomie
qu'après l'intubation : voilà qui n'est nullement
démontré. A Genève, où on a continué, comme
nous le disait M. D'Espine, à faire la trachéotomie comme par le passé, les statistiques
donnent une mortalité par diphtérie qui est
aussi faible que celle des pays où le tubage a
complètement détrôné la trachéotomie. On a
dit encore qu'en cas de broncho-pneumonie
l'intubation permet de baigner les enfants, ce
qui est un grand bienfait, les bains chauds
étant un des meilleurs moyens pour combattre
cette complication. Sans vouloir nier la valeur
de cet argument, je dirai qu'avec des infir-
mières soigneuses, j'ai souvent pu faire baigner des sujets porteurs d'une canule trachéale.

On a avancé encore que l'intubation est une
opération plus facile que la trachéotomie et
n'exige qu'un court apprentissage. Ceux qui

ont pratiqué également les deux opérations
ne souscriront pas à cette assertion : le tubage
n'est pas plus facile que la trachéotomie ; il
exige une initiation aussi longue.

En ce qui concerne la surveillance de l'enfant opéré, le tubage est, quoi qu'on en ait dit,
inférieur à la trachéotomie ; la possibilité du
rejet spontané du tube ou de son obstruction
par des fausses membranes exige que le malade soit assisté de près par un médecin habitué à l'intubation. Avec la trachéotomie, rien
de semblable ; toute personne un peu éclairée
peut être instruite à enlever la canule interne,
à la nettoyer et à la replacer.

Ce qui fait la supériorité du tubage, ce qui
en fait désormais l'opération de choix, c'est le
peu de gravité des accidents opératoires. Je
laisse de côté les fausses routes, qui sont excep-
tionnelles et qui sont le fait d'opérateurs particulièrement brutaux. Mais l'accident le plus
commun, à savoir l'introduction du tube dans
l'œsophage, ne fait courir aucun risque à l'enfant. L'impossibilité d'introduire le tube dans
le larynx est assez rare quand on a quelque
expérience ; en ce cas, si l'état du sujet
l'exige, on a toujours la ressource de pratiquer immédiatement la trachéotomie. Au contraire, avec la trachéotomie, les fautes opéra-

toires sont faciles à commettre et peuvent avoir des conséquences graves : faire une incision qui n'est pas rigoureusement sur la ligne médiane peut être un obstacle à l'introduction de la canule et coûter la vie au sujet. Les trachéotomistes les plus expérimentés le savent si bien qu'ils ne commencent jamais l'opération sans émotion. Le tubage n'expose pas à ces dangers, ce qui permet à celui qui le pratique de garder son sang-froid. Là réside la véritable supériorité de cette opération. Et, en France, nous devons être reconnaissants à M. Roux qui, en même temps qu'il introduisait la sérumthérapie, fut le promoteur de l'intubation.

La trachéotomie ne sera donc employée qu'en certains cas particuliers : ceux où le médecin est obligé de s'éloigner de l'opéré et de le laisser sans surveillance ; ceux où on ne peut réussir à introduire le tube ; ceux où l'intubation ne provoque aucun soulagement et qui sont presque toujours des cas de diphtérie trachéale ; ceux où on est obligé de replacer le tube pour la troisième ou la quatrième fois (1). Dans ces cas, la trachéotomie

------

(1) C'est une question non résolue que celle de savoir

est une opération de nécessité ; l'intubation reste l'opération de choix.

L'opération du tubage doit donc être étudiée avec assiduité ; on doit s'efforcer de la perfectionner et c'est à quoi tendent les recherches de M. Perez Avendaño.

Tous les instruments aujourd'hui employés dérivent de deux types : celui d'O. Dwyer et celui de Ferroud. Aux instruments d'O. Dwyer se rattachent ceux qui ont été construits par M. Collin à l'instigation de M. Sevestre et de M. Bayeux : ce qui les caractérise c'est la présence d'un mandrin dans le tube à introduire ; ce qui les distingue c'est que les tubes d'O'Dwyer sont longs et ceux de Sevestre sont courts ; les uns et les autres ont d'ailleurs leurs indications. Ce qu'on leur reproche, c'est la présence du mandrin qui est quelquefois bien incommode et compromet le succès de l'opération.

Aussi a-t-on cherché à le supprimer et les instruments du type Ferroud ont comme caractère l'absence du mandrin ; aux instru-

---

si, dans le cas de croup compliquant la rougeole, il ne vaut pas mieux faire d'emblée la trachéotomie en raison d'une intolérance particulière du larynx morbilleux pour le tube.

ments de Ferroud se rattachent ceux de M. Tsakiris, de M. Perez Avendaño et de M. Froin.

Dans nos hôpitaux parisiens, les instruments de Collin-Bayeux ont été employés à peu près seuls pendant six ans ; ceux de M. Perez Avendaño et de M. Froin le sont depuis trop peu de temps (1) pour qu'il soit possible de porter un jugement ferme sur leur valeur. On va lire le plaidoyer de M. Perez Avendaño en faveur des instruments qu'il a imaginés. En attendant qu'ils aient subi le contrôle d'une longue expérience, on ne peut que louer l'auteur des efforts qu'il a faits pour perfectionner une opération appelée à rendre de si grands services.

MARFAN.

---

(1) *Note de l'auteur.* — C'est le 20 mars que j'ai fait connaître au Dr Marfan mes instruments à tubage, qu'il décida d'essayer dans son service de l'hôpital des Enfants-Malades. Vers la fin d'avril, la première intubation avec mes tubes fut faite, et avec succès. Depuis lors, — il y a trois mois à peine, — on les a employés indifféremment dans quelques cas (juillet 1901).

AVANT-PROPOS

L'ensemble des observations recueillies avec soin, soit à Buenos-Aires pendant mon internat, soit à Paris où j'ai suivi assidûment le service de diphtérie à l'Hôpital des Enfants-Malades, constitue la base du travail que je présente.

Frappé de n'avoir pas rencontré un travail réunissant tout ce qui concerne l'*intubation du larynx*, — les données précises sur les instruments, la technique, les différentes indications etc., — j'ai tenté une étude d'ensemble sur ce point si intéressant de la médecine infantile.

La lacune à combler est grande, la tâche certainement supérieure à mes forces ; mais je suis bien heureux de pouvoir fournir, quoique étranger, une pierre au monument déjà colossal de la science médicale française.

Loin de moi la prétention de traiter ce sujet à fond ; je suis convaincu, d'autre part, que la nouvelle méthode demande encore, de la part des médecins spécialistes, une étude approfondie qui arrivera à triompher des difficultés qui l'arrêtent encore aujourd'hui.

Je serai concis autant qu'il me sera possible et je donnerai une préférence marquée à tout ce que m'a appris la pratique personnelle, laquelle, comme le dit si bien M. Escat, donne la plus édifiante des leçons. Et si je réussis à résumer l'état actuel de la question et à contribuer à la propagation de l'intubation, mon travail et mes efforts seront largement récompensés.

Peu de questions, en pédiatrie, ont soulevé autant de controverses que la pratique de l'intubation et, bien qu'à l'heure actuelle le nombre de travaux et de monographies (1) soit restreint, le monde médical s'accorde à reconnaître le tubage comme *procédé de choix*, non seulement dans le croup diphtérique, mais encore dans tous les cas d'asphyxie mena-

______

(1) Je ne parle pas des thèses et articles de journaux, qui sont nombreux.

cante dont le siège est localisé au niveau du larynx.

Et cette approbation générale est due, il est juste de le reconnaître, aux perfectionnements apportés aux instruments dont nous nous servons pour ce cathétérisme temporaire du larynx.

J'ai divisé mon travail en deux parties :

La première, illustrée de clichés qui ne manqueront pas d'intérêt, est consacrée à l'étude des instruments à tubage. Après les définitions, je ferai l'historique depuis la première idée relative au cathétérisme du larynx jusqu'aux derniers appareils actuellement en usage.

Dans un chapitre spécial, sommaire à dessein, j'exposerai les modifications des instruments que je propose, ainsi que leurs avantages sur les autres antérieurement proposés.

Après cette première partie historique et critique, pour ainsi dire, la seconde partie comprendra l'étude de l'intubation proprement dite.

Le premier chapitre sera consacré au manuel opératoire, c'est-à-dire à la technique de l'intervention, dans ses deux phases : *tubage* et *détubage*.

Dans le deuxième chapitre on trouvera les indications sur le *moment de tuber* et de *détuber* l'enfant.

Les suites de l'intubation, ainsi que l'exposé des soins et précautions que demande un enfant tubé, constituera le sujet du troisième chapitre.

Dans le quatrième chapitre, j'étudierai les difficultés, accidents et complications de l'intubation, ainsi que la manière de les éviter.

Le cinquième chapitre embrassera l'étude de *l'intubation dans la clientèle privée*.

Le sixième chapitre résumera tout ce qui concerne *l'intubation en dehors du croup* et *l'intubation chez l'adulte*.

Enfin, dans le dernier chapitre, je tracerai un parallèle entre les deux interventions qui jusqu'à présent se sont disputé la suprématie : le tubage et la trachéotomie. Je terminerai par un court aperçu sur la valeur des statistiques dont nous disposons.

En plus, on trouvera à la fin de chaque chapitre, en manière de résumé, un tableau synoptique.

Ayant eu l'honneur de connaître M. le
Dr Variot quelques semaines après mon arrivée à Paris, c'est lui qui conduisit mes premiers pas dans la grande capitale; il s'intéressa
à mes études sur le tubage, et il m'invita
ensuite à présenter mon travail à la Société de
Pédiatrie de Paris (1), qui, sur sa demande,
m'admit comme membre correspondant. Je
lui garde une grande reconnaissance.

Qu'il me soit permis de remercier très sincèrement M. le P^r agrégé Marfan du char-
mant accueil qu'il m'a fait dès le premier
moment. Il a bien voulu me faire le grand honneur d'écrire la préface de ce modeste travail;
elle en sera, je n'en doute pas, le chapitre
le plus intéressant. Qu'il veuille bien recevoir
ici l'assurance de mon profond dévouement.

Je désire adresser l'expression de mes sin-
cères remerciements aux savants qui n'ont pas
hésité à me prêter leur précieux et bienveillant

---

(1) Rapport sur la candidature de M. Avendaño au titre
de membre correspondant, par M. G. VARIOT, p. 222 des
Bulletins de la Société de Pédiatrie.

concours en me fournissant les plus intéressantes données pour mon livre : MM. Escherich, Egidi, Monti, Massei, Trumpp, Galatti, Bókay, Filatow, Heubner, Baer, Ranke, Jakubowski, Arbuthnot Lane, Llorente, Johannessen.

Je tiens aussi à adresser mes meilleurs remerciements à MM. Egidi, Collin, Baer, Bayeux, Mathieu et Bayle, qui ont bien voulu mettre à ma disposition des clichés pour illustrer mon travail.

INTUBATION DU LARYNX

PREMIÈRE PARTIE

CHAPITRE I

DÉFINITIONS. — DIVISIONS

Le *tubage* est une opération, on dirait mieux une manœuvre, qui a pour but d'introduire un tube par la bouche jusque dans le larynx pour l'y laisser à demeure plus ou moins longtemps. Le *détubage* est l'opération inverse : délivrer le larynx du tube qu'on y a placé. C'est ainsi que Bouchut, l'inventeur du tubage, décrivit l'opération pour la première fois en 1852.

Mais à sa renaissance, avec O'Dwyer, le tubage parut en quelque sorte déguisé, puisque l'auteur l'annonça au monde médical sous le nom d'*intubation*.

Nous sommes donc en présence de deux

expressions qui, si elles n'ont pas la même valeur étymologique, au point de vue de leur emploi dans la pratique ont été et pourraient rester équivalentes : *tubage* pour l'école française, *intubation* pour l'école Nord-Américaine.

Mais, en Amérique, on fait encore une différence entre les deux désignations, et on dit *intubation* quand on a affaire aux tubes longs d'O'Dwyer, *tubage* quand on parle de viroles de Bouchut ou de tubes courts français. Cette distinction n'a pas de raison d'être.

Je proposerai, pour mon compte, rendant ainsi hommage à la mémoire de deux éminents praticiens, de conserver le mot *intubation* (O'Dwyer) pour désigner la méthode, et ceux de *tubage* et de *détubage* (Bouchut) pour désigner ses deux phases, c'est-à-dire la mise en place du tube et son extraction.

Si je propose *intubation* comme nom générique, c'est parce qu'il précise la nature de l'opération, qui consiste à garnir le larynx d'un tube, exclusivement par introduction *(intus)*. Ainsi donc : *tubage* qui exprime l'idée « garnir d'un tube » et *intubation* « la façon de garnir. »

Et, dans le cours de notre manuel, nous serons fidèle à cette classification, dont le tableau synoptique ci-après (voy. p. 4) donnera une idée exacte, ainsi que des subdivisions que l'on est tenu de faire aujourd'hui de l'*intubation*. Celle-ci comprend le *tubage* et le *détubage*.

Ces deux opérations peuvent être *précoces* ou *tardives*. On dit que le tubage est *précoce* quand il est fait de bonne heure, au commencement de la dyspnée et du tirage, sans qu'il y ait rien d'alarmant. — Il est *tardif* dans le cas contraire, quand l'enfant lutte depuis plus ou moins longtemps pour apporter de l'air à ses poumons.

On dit également le détubage *précoce* quand le tube n'est pas resté en place au delà de deux jours ; *tardif* quand le séjour du tube dépasse cette durée.

En fait, le tubage du larynx est divisé en deux catégories : le *tubage ouvert* et le *tubage fermé*. — Que doit-on entendre par tubage ouvert et fermé ? Le *tubage ouvert* est l'opération pratiquée avec des instruments tels qu'ils permettent au patient de respirer pendant toute la durée de l'intervention. On dit *tubage fermé* quand le tube, rempli par un mandrin massif, ou bouché par l'introducteur même, empêche le passage de l'air au cours de tentatives plus ou moins prolongées.

Tableau I.

L'intubation (divisions).				
Tubage..	Ouvert.	Avec mandrin.	Articulé..	Egidi. / O'Dwyer.
			Non articulé.	(Il n'a pas été proposé).
		Sans mandrin.		Ferroud, Tsakiris, Fischer, Perez Avendaño, Egidi, Bayle, Froin, etc.
	Fermé.	Avec mandrin.	Articulé..	O'Dwyer, Collin, Baer, Bauer, etc., etc.
			Non articulé.	Sevestre, etc.
		Sans mandrin.		Bayle, Froin.
Détubage par :	Repêchage.			Tous les auteurs.
	Le fil..			Tous les auteurs.
	Extraction digitale.	Manœuvres internes.		O'Dwyer, Dillon - Browm, Froin, etc., etc.
		Manœuvres externes.		Bayeux.
		Manœuvres combinées..		Cheatan et Putney, Rabot, Tsakiris, Trumpp, etc.
	L'aimant.			Wetherld, Collet.

La première de ces catégories constitua la conception primitive de l'inventeur : le tubage, tel que le faisait Bouchut, était du *tubage ouvert*. Avec O'Dwyer, la deuxième catégorie prit place ; c'est lui, en effet, qui proposa le *tubage fermé* que tous les praticiens connaissent.

Et, chose remarquable, bon nombre de maîtres en matière de tubage en reviennent aujourd'hui à souscrire au procédé de Bouchut : Gersuny, Ferroud, Egidi, Fischer, Trumpp, Tsakiris, Rabot, Bayle, etc., apportent des perfectionnements aux appareils afin d'assurer le *tubage ouvert*.

Je ne doute pas que, dans un avenir prochain, on ne parle plus que pour mémoire du tubage fermé. Quant à moi, partisan enthousiaste de la nouvelle méthode, je l'ai été aussi du *tubage ouvert,* et mes recherches dans ce sens m'ont encouragé de plus en plus à conclure à sa supériorité.

Revenons maintenant à notre classification. Le *tubage ouvert* peut être fait à l'aide d'instruments avec ou sans mandrin. Dans le premier cas, les mandrins sont tubulés (Egidi), ou cannelés (O'Dwyer) pour le libre passage de l'air. Cette circonstance est assurée par tous les appareils sans mandrin.

Il en est de même pour le *tubage fermé*, dont les instruments comportent ou non des mandrins massifs. Au premier groupe se rattachent les appareils d'O'Dwyer, Collin, Escherich, Baer et Bauer ; au deuxième groupe, l'absence de mandrin est comblée par l'appareil introducteur lui-même qui vient boucher la lumière du tube (Bayle et Froin). Les mandrins peuvent avoir une articulation à la partie moyenne pour faciliter leur extraction, ou être d'une seule pièce, rigides.

Le *détubage* peut se faire par différents procédés que nous étudierons plus loin : par le fil de sûreté, par repêchage, par l'aimant. Enfin le plus important, l'extraction digitale, se fait soit par manœuvres externes exclusives (Bayeux), soit seulement par manœuvres internes (Froin etc.), ou encore par les deux manœuvres combinées (Rabot, Tsakiris, etc.).

On ne peut pas parler de tubage sans que vienne aussitôt à l'esprit l'idée de croup diphtérique et d'enfant qui asphyxie. Cela s'explique non seulement parce que c'est contre cette affection qu'a été proposée et employée la méthode, mais encore parce que c'est toujours l'enfance qui fournit le plus grand contingent.

Cela ne veut pas dire que le tubage soit exclusivement réservé au croup ; au contraire, il est employé dans tous les cas de sténose laryngée, et on lui donne toujours la préférence à toute autre intervention.

Aussi étudierons-nous séparément l'*intubation en dehors du croup* et l'*intubation chez l'adulte*. Dans tout le reste de notre ouvrage, en parlant d'intubation, nous aurons toujours en vue le croup diphtérique.

Un point sur lequel je désire insister, c'est qu'on ne doit pas s'imaginer que le tubage du larynx soit un médicament : il n'a aucune action curative, comme il semble ressortir des statistiques publiées.

Son action est entièrement mécanique, non pas sur la maladie elle-même, mais seulement sur un accident grave et toujours redoutable. Le tubage n'est donc qu'une ressource que nous avons sous la main pour conjurer l'axphyxie due à un obstacle qui siège dans le larynx.

HISTORIQUE

D'Hippocrate à Bouchut.

(490 av. J.-C. — 1858)

Faire en médecine l'histoire complète d'une découverte est presque toujours un long travail dont la lecture devient monotone et fatigante. Cependant, le *tubage du larynx* proprement dit est une conception moderne, malgré que ses premiers instigateurs soient déjà très anciens. Par conséquent son historique peut se résumer en quelques pages.

Le cathétérisme du larynx, qui remonte à Hippocrate (1) a été, dans une certaine mesure, le précurseur du tubage ; il fut repris plus tard, au commencement du xviiie siècle, par Monro.

En 1803, Dessault publia le résultat d'une expérience particulière qui mit en relief la tolérance du larynx. Il s'agissait d'introduire une sonde dans l'œsophage, à travers une blessure du cou ; la sonde pénétra dans le larynx et y demeura longtemps sans accidents. Lorsqu'arriva le moment d'injecter les aliments on se rendit compte de l'erreur commise.

En 1815, le même Dessault, avec Thuillier, rapporta un cas d'œdème de la glotte guéri par le cathétérisme.

Bichat, dans un cas de même nature, laissa avec succès une sonde ordinaire près de vingt heures dans les voies engorgées.

------

(1) Hippocrate « Œuvres » trad. Littré

En 1836, Guersant se prononça sur la possibilité de débarrasser le larynx diphtérique des pseudo-membranes.

En 1838, Horace Green (de New-York) systématisa le traitement de la diphtérie laryngée, cautérisant la région avec une simple éponge fixée à l'extrémité d'une baleine recourbée. On va même jusqu'à dire qu'il se servait d'une sonde qu'il faisait pénétrer jusqu'à la bronche droite ou gauche, selon qu'il devait soigner l'un ou l'autre des poumons (Massei).

C'est alors que plusieurs praticiens se servirent du cathétérisme pour combattre l'asphyxie des nouveau-nés.

En 1839, le Dr Dieffembach, chef de clinique à l'hôpital de la Charité à Berlin, fit une cautérisation, dans un cas de croup, à l'aide d'une sonde courbe servant de guide à une autre sonde portant le nitrate d'argent.

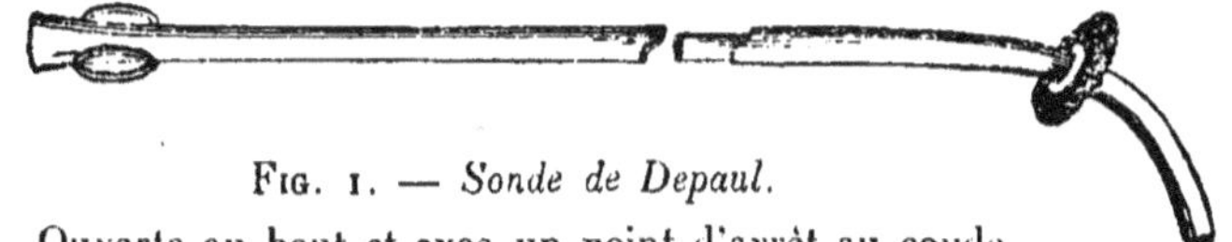

Fig. 1. — *Sonde de Depaul.*
Ouverte au bout et avec un point d'arrêt au coude.

Vers 1842, Depaul publia, dans le *Journal de chirurgie,* la description d'un procédé qui lui permettait de faire la médication du larynx et de la trachée à l'aide de sondes (fig. 1).

Suivant lui, c'était le procédé même que Loiseau fit connaître quelques années plus tard.

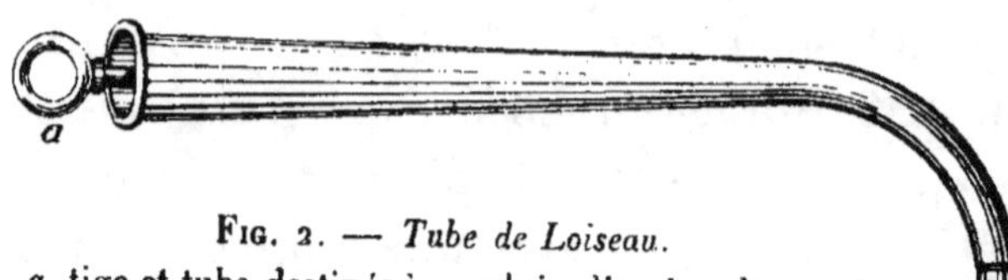

FIG. 2. — *Tube de Loiseau.*

a, tige et tube destinés à conduire l'espèce de cuvette ou mandrin *b* contenant une éponge imbibée du caustique liquide, et qu'on pouvait remplacer par un porte-nitrate d'argent.

En 1840, Loiseau commença ses tentatives de cathétérisme laryngé en se servant de

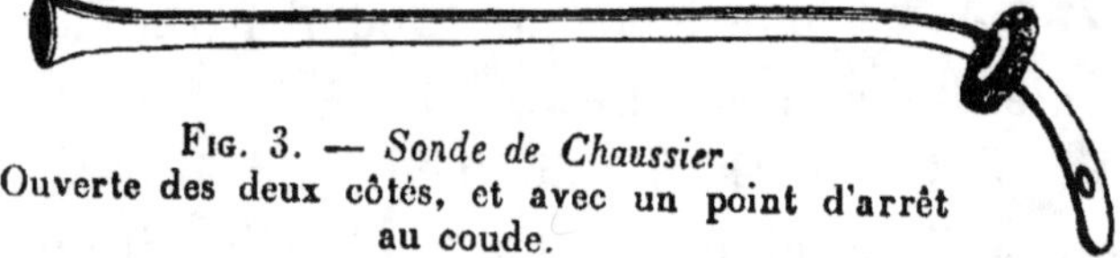

FIG. 3. — *Sonde de Chaussier.*
Ouverte des deux côtés, et avec un point d'arrêt au coude.

tubes coniques d'argent pur (fig. 2), tenant tout à la fois de la sonde de Chaussier (fig. 3) et de

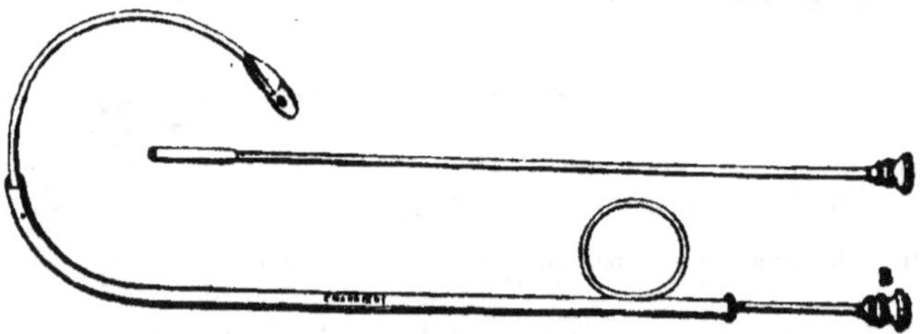

FIG. 4. — *Sonde de Belloc.*

la sonde de Belloc (fig. 4), imaginés par ces auteurs pour remédier à l'asphyxie des nouveau-nés par le procédé de l'insufflation. Ces tubes rendaient très facile l'écouvillonnage, l'insufflation de poudres astringentes ou l'instillation de liquides caustiques.

Ce procédé de Loiseau, employé en différents cas, ne le fut pour le croup qu'en 1857, lorsque l'auteur présenta à l'Académie de médecine, le 17 mars, un intéressant rapport sur 26 cas de croup traités, avec 12 guérisons. Il présenta aussi l'anneau métallique destiné à protéger l'index de l'opérateur contre les dents de l'enfant, lequel n'était que l'anneau proposé par M. Dieffembach et plus tard par Bouchut.

C'est alors que M. Barthez, appuyé sur ses statistiques qui donnaient 4 succès sur 26 cas pour le cathétérisme, et 9 sur 26 pour la trachéotomie, se prononça en faveur de cette dernière.

Girouard avait proposé de porter directement des médicaments jusque dans le larynx, à l'aide d'une sonde.

Le chirurgien Reybard laissa alors à demeure, dans un larynx diphtérique, une sonde de gros calibre, qui ressortait par la bouche et que l'on fixait au dehors. Il dut abandonner aussitôt son procédé.

Tels sont les quelques points concernant le

cathétérisme momentané du larynx, qui a été
en quelque sorte l'avant-coureur du tubage.

De Bouchut à O'Dwyer.

(1858-1885)

Le 14 septembre 1858, Bouchut fit connaître à l'Académie de médecine (1) « Une nouvelle
méthode chirurgicale du traitement du croup »
qu'il baptisa *tubage de la glotte*.

Le savant professeur, se basant sur les expériences antérieures qui démontraient la tolérance du larynx, et persuadé d'autre part que
la mort, chez les trachéotomisés, était due
plutôt aux complications et accidents de l'opération qu'à la maladie elle-même, si l'on eût
disposé d'une thérapeutique plus complète,
entrevit la possibilité de construire une canule
qui, pouvant demeurer dans la glotte, conju-
rerait l'asphyxie dans les cas de croup.

Il fit construire une série de viroles ou petits
tubes d'argent (fig. 5), de forme cylindro-
conique et de différentes grandeurs (de 2 à 2 1/2
centimètres). À leur partie supérieure ces tubes
présentent deux bourrelets placés à 6 milli-

---

(1) *Bull. de l'Acad. de Méd.* — Séance du 14 Septembre
1858. — Tome XXIII.

mètres de distance l'un de l'autre. La corde vocale inférieure vient prendre place entre ces deux rebords. Au-dessous du premier rebord, un œillet donne passage au fil de sûreté.

Bouchut avait aussi une raclette, des écouvillons de crin, une pompe d'aspiration et une pince courbée à deux branches, pour

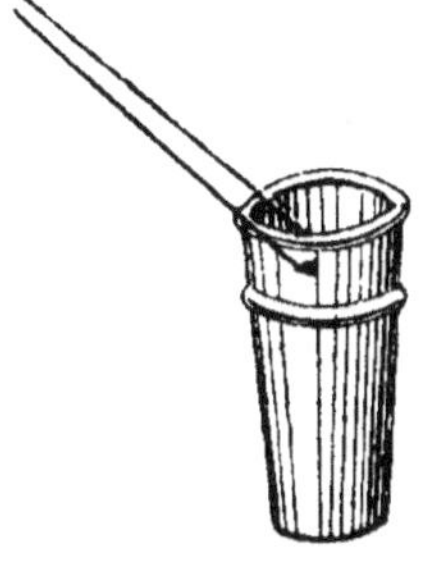

Fig. 5. — *Virole de Bouchut.*

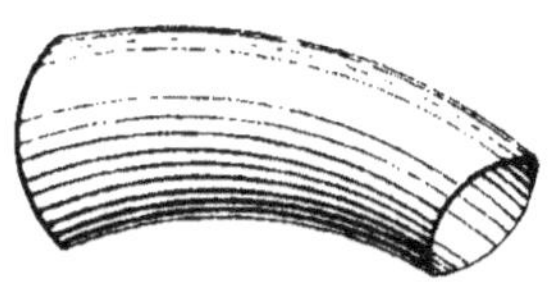

Fig. 6. — *Doigtier protecteur de Bouchut.*

racler la muqueuse laryngée et trachéale, pour détacher et faciliter l'expulsion des fausses membranes.

Voici la technique de Bouchut pour le tubage. Il faisait pénétrer par la bouche jusqu'au larynx une sonde ordinaire, percée à ses deux extrémités (fig. 7), qui portait à l'une de ses extrémités la virole, que l'index déclanchait dans la glotte. La sonde retirée, il fixait sur la joue, ou autour de l'oreille, le fil qui sortait de la bouche au niveau de la commissure. Il

protégeait son index-guide d'un doigtier métallique (fig. 6.).

Comme on le comprend, le procédé rudi-
mentaire de Bouchut, auquel s'ajoutaient les
difficultés de l'opération, le peu de stabilité de
la virole et la surveillance que demandaient
les malades, furent des armes que Trousseau

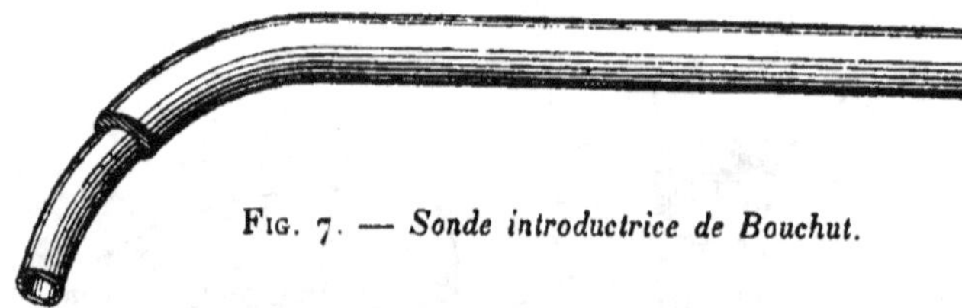

FIG. 7. — *Sonde introductrice de Bouchut.*

fit valoir pour se prononcer dans son discours à l'Académie de médecine. L'autorité
du maître suffit à créer un courant contraire
à la nouvelle méthode, confirmant la supériorité de la trachéotomie.

Trousseau et Boulay firent principalement
des expériences sur des chiens, qui leur per-
mirent de constater des ulcérations considé-
rables de la muqueuse, après 48 heures de séjour du tube.

Malgaigne fut peut-être le seul défenseur
de la méthode, quand il prononça ces paroles
pleines de vérité : « Qui sait si le tubage
« ne sera pas un jour pour le croup ce que la
« lithotritie est pour les pierres de la vessie ? »

Tout cela contribua à faire oublier, même par son auteur, le nouveau procédé ; mais le *tubage de la glotte* était inventé. La gloire en revient donc à l'école française, représentée à cette occasion par l'éminent Bouchut.

En 1861, Serullar pratiqua l'écouvillonnage du larynx au moyen d'éponges fixées à l'extrémité d'une baleine, qui rappelaient les pinceaux-croup de Mackensie (Massei).

Vers 1871, Monti et Weinlechner adoptèrent le cathétérisme prolongé du larynx pour retarder autant que possible la trachéotomie. Ils se servaient de sondes en gomme qui, rendant perméables les voies aériennes, évitaient maintes fois l'opération sanglante. Stork et Moller avaient aussi mis en pratique ce procédé, mais ils l'abandonnèrent aussitôt.

En 1876, Schrötter (de Vienne), préconisant le cathétérisme, présenta de nouveaux instruments : une série de sondes, semblables aux

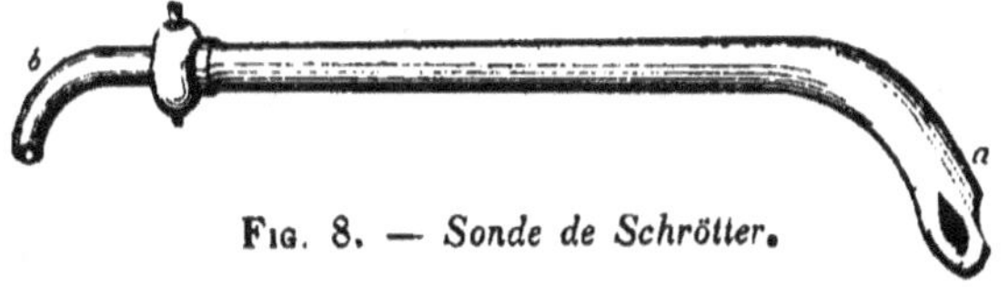

Fɪɢ. 8. — *Sonde de Schrötter.*

sondes urétrales, mais plus consistantes et faites en caoutchouc durci. Il se servait du laryngoscope pour les introduire, et les conservait le plus longtemps possible dans la glotte. La figure 8 représente cette sonde : trois œillets ou orifices latéraux et un à l'extrémité libre (*a*) assurent le passage de l'air. L'extrémité opposée est renversée (*b*) pour protéger l'opérateur.

Aujourd'hui on trouve la sonde de Schrötter en métal, de plus grandes dimensions que les primitives, pourvue ou non d'un manche : c'est la modification apportée par M. Glover.

En 1881, le chirurgien anglais Macewen se servait d'une sonde ordinaire n° 12, qu'il introduisait dans le larynx, et par laquelle glissait une canule trachéale qu'il laissait *in situ*. Il abandonna son procédé peu de temps après.

De O'Dwyer à nos jours.

(1885-1901)

En 1885 l'école de New-York, représentée par Joseph O'Dwyer, annonça au monde médical la méthode de Bouchut perfectionnée et baptisée « Intubation ».

Un patient travail de quelques années sur les dimensions et la conformation du larynx de différents âges précéda sa publication. Ce travail eut pour résultat de nous léguer la collection de tubes qui, avec des modifications plus ou moins importantes, s'est maintenue jusqu'à nos jours. O'Dwyer songea le premier, dès 1880, à produire l'écartement des cordes vocales, dans des cas de croup ou d'œdème de la glotte, à l'aide d'un petit spéculum bivalve, qu'il remplaça bientôt par des tubes rigides, dont le perfectionnement lui appartient entièrement. Nous étudierons plus loin, dans tous ses détails, cette instrumentation complète.

Mount-Bleyer, un des premiers en Amérique à accepter le tubage, proposa en 1885 un tube original, dont la partie trachéale et la tête étaient en caoutchouc durci et le collet en caoutchouc mou. Il prétendait que ce collet subirait, à chaque déglutition, une compression de la part des cordes vocales et des muscles adjacents, qui le fermerait complètement, facilitant ainsi la libre ingestion de liquides.

En 1886, c'est en Espagne que se firent les premiers essais des instruments américains : Gomez de la Mata à Madrid et Ramon de la Sota y Lastrá à Seville.

En 1887, MM. Gouguenheim (1) et Isch-

______

(1) *Revue générale de cliniq. et de thérap.* — 1887. Page 216.

Wall (1), les premiers en France, recommencèrent à préconiser le tubage selon le procédé américain, conseillant d'essayer les instruments. M. d'Heilly fit à ce moment quelques tubages à l'hôpital Trousseau, mais on abandonna bientôt le procédé.

Quelques années plus tard, en octobre 1894, M. Bonain (de Brest), sur la demande de M. Roux, reprend le tubage à l'hôpital Trousseau (service de M. Moizard) et aux Enfants-Malades (service de M. Lebreton). Depuis lors la nouvelle méthode est acceptée peu à peu dans les hôpitaux de Paris.

Dans la même année 1887, Stœrk à Vienne fit construire, comme introducteur, une pince courbée se terminant par deux espèces de valves qui embrassent le tube ; ces valves, en s'écartant, lâchent le tube en même temps qu'elles dilatent le larynx. Stork est encore l'auteur d'une série de tubes triangulaires, qu'il introduit à l'aide de ces pinces.

En 1887 et 1888, MM. Chabanet et Jacques (de Marseille) soutinrent leurs thèses sur le tubage. Ce dernier, ainsi que M. Ducamp, présentèrent au « Congrès de l'Association française pour l'avancement des sciences »

---

(1) *Progrès Médical.* 1887 Pag. 18.

des statistiques qui donnaient 38 pour 100 de succès.

Waxham (de Chicago), afin de remédier à la difficulté de la déglutition, proposa, le 7 mars 1887, des tubes en caoutchouc, à épiglotte artificielle. A la séance de ce jour, de la même Société médicale de Chicago, M. Hoadley présenta une série de tubes moitié plus courts que ceux d'O'Dwyer, avec la tête disposée de manière à leur permettre de s'enfoncer un peu plus dans le larynx, pour aller reposer sur les cordes vocales inférieures. Avec cela, dit-il, l'épiglotte n'est pas gênée dans ses fonctions et la déglutition peut se faire comme à l'état normal.

En avril 1889, M. Egidi, professeur à Rome, pratiqua en Italie le premier tubage avec les instruments américains. En novembre de la même année, le Pr Massei les essaya à Naples avec succès. Tous deux publièrent des articles enthousiastes.

En 1890, le Congrès international de Berlin s'ouvrit : l'intubation y occupa une des premières places parmi les rapports du Congrès.

O'Dwyer présenta une nouvelle série de tubes cylindriques courts, les *short-tubes* (fig. 9) et de plus grand diamètre, avec lesquels il se

proposait de combattre les accidents d'obstruction par les pseudo-membranes.

Ces tubes ne devaient rester en place que
5 à 6 heures. Ils n'ont pas été acceptés à cause
de leur instabilité. Comme on
peut en juger par les deux figures 9 et 27 *b* le tube court de
O'Dwyer et le tube court de
Bayeux n'ont rien de semblable.

Lefferts (de New-York) présenta au même Congrès une petite statistique d'intubation chez
l'adulte, ainsi que les instruments
dont il se servait. Il fut, sans
doute, le premier qui tenta le
tubage chez l'adulte.

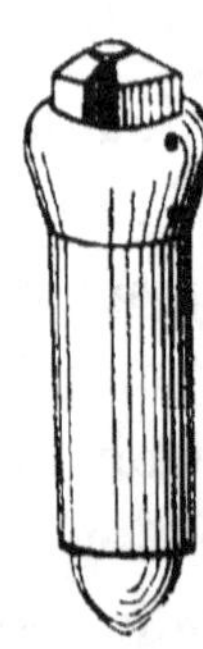

Fig. 9.
*Short-tubes de
O'Dwyer.*

Ranke (de Munich), qui depuis 1889 pratique le tubage, communiqua à ce moment à la
65e Réunion de médecins et naturalistes alle-
mands les résultats de 1 324 cas, fournissant
une moyenne de 39 pour 100 de succès. Tous
ces cas se partageaient entre MM. Ganghofner
(Prague), Jakubowski (Cracovie), Muralt
(Zurich) et Unterholzner (Vienne).

O'Dwyer proposa alors l'extraction digitale, en se servant d'un tube à couvercle et à
crochet intérieur. Un coup d'œil sur la figure
10 nous permet d'abréger la description de ce

tube spécial. La manœuvre consistait à soulever le larynx et avec lui le tube, que l'index de l'autre main allait accrocher et retirer comme le représente la figure ci-contre.

Plus tard Dillon-Brown, poursuivant le même but, fait à la partie postérieure de la tête des tubes une échancrure traversée par un fil de fer (fig. 11). L'extraction va se faire avec l'index armé d'un petit appareil spécial pour accrocher l'anse du tube. Cette disposition, principalement l'anse en fil de fer, doit présenter de graves inconvénients dans la pratique.

Escherich supprime le propulseur et le ressort à boudin de l'introducteur d'O'Dwyer, considérant que l'index à lui seul pouvait remplir commodément la fonction de ces pièces. L'introducteur de cet auteur est tel que le représente la figure 12.

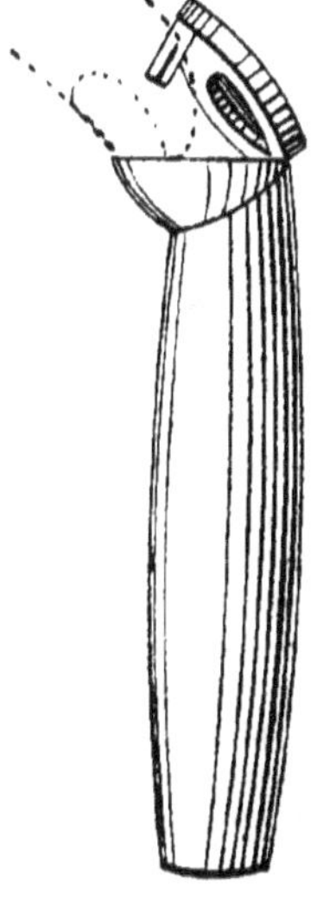

Fig. 10. — *Tube de O'Dwyer pour l'extraction digitale.*

En 1894 Galatti insiste sur la suppression du même propulseur et ressort à boudin, apportant ainsi une simplification au manuel opératoire.

En 1891, Massei fit construire une série de tubes pour adultes — tubes *géants*, comme il les appelle — un introducteur et un extracteur spécial, grands et forts. Pour les tubes il remplaça le métal par le caoutchouc vulcanisé, croyant que la compression sur la muqueuse était moins dangereuse et que les tubes s'incrustaient et se bouchaient moins facilement.

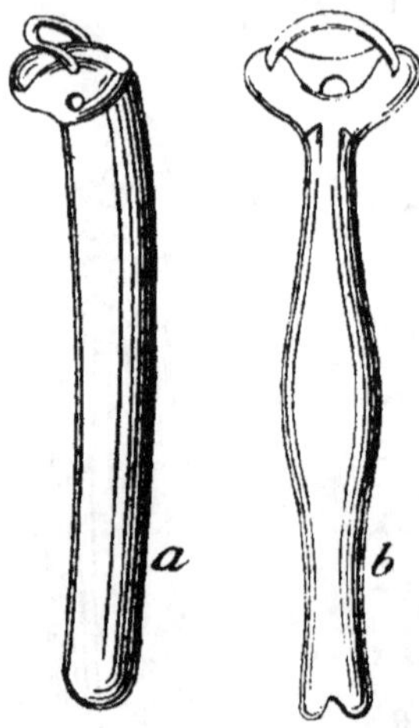

Fig. 11. — *Tube de Dillon-Brown.*
a, vu de profil; *b,* vu de face.

De plus, pour faire face aux conformations

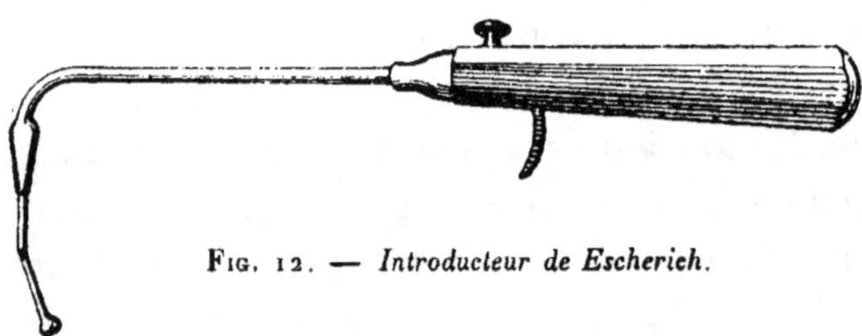

Fig. 12. — *Introducteur de Escherich.*

anormales du larynx et aux différents degrés de sténose il fit construire des tubes à grande tête et à corps réduit et *vice versa* (fig. 13).

Baer (de Zurich), en 1892, recommande des tubes à orifice circulaire, en même temps qu'il propose de diminuer la hauteur de la tête des tubes pour permettre le libre jeu à l'épiglotte. Nous reviendrons sur les instruments de cet auteur.

Wackerle (de Vienne) conseille, pour des enfants au-dessous d'un an, un extracteur avec courbure spéciale.

O'Dwyer afin d'assurer le tubage

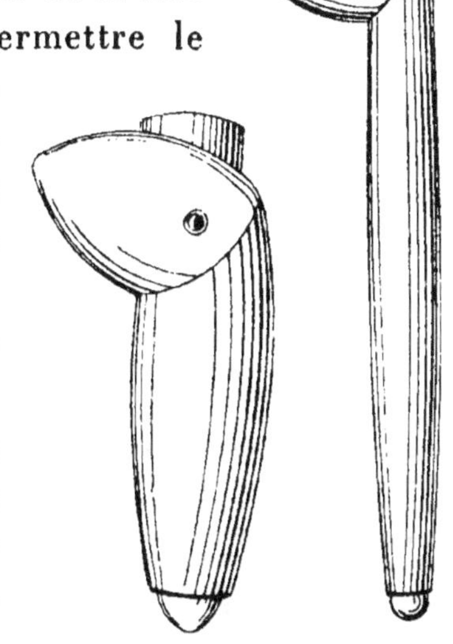

Fig. 13. — *Tubes géants pour adulte, de Massci.*

ouvert, fait au mandrin primitif des cannelures latérales qui permettent le passage de l'air pendant l'opération.

En 1892, M. Lichtwitz (de Bordeaux) imagina un tube fenêtré (fig. 14) pour des cas de papillome chez l'enfant. L'ouverture se trouvant à la hauteur même de la tumeur, permettait à celle-ci de faire hernie à l'intérieur du tube, facilitant ainsi les cautérisations et manœuvres endo-laryngées.

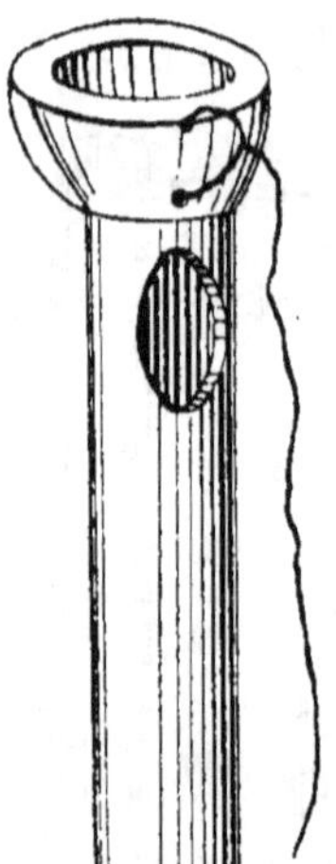

F ɪɢ. 14. — *Tube fenêtré de Licht-witz.*

Poursuivant le même but, O'Dwyer a proposé un tube analogue, avec fenêtre à bords tranchants, qui se visse à l'introducteur (fig. 15). Cette disposition permet, en imprimant des mouvements au manche, de déplacer la tumeur dans un sens ou dans un autre.

Au mois d'août 1893, Schweiger et Gersuny (de Vienne) proposent une pince-ciseau (fig. 16), coudée à angle droit, et à mors s'écartant dans le sens antéro-

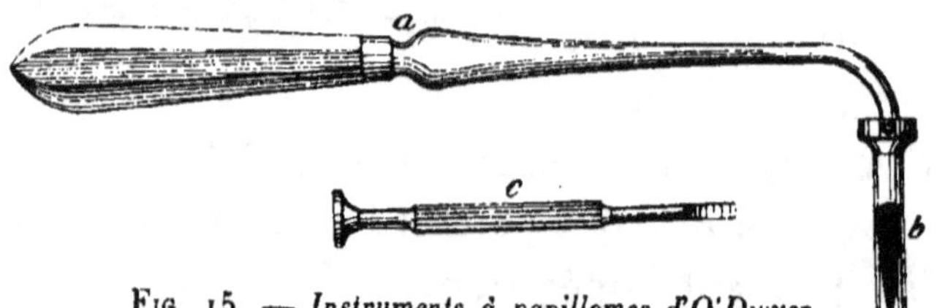

Fɪɢ. 15. — *Instruments à papillomes d'O'Dwyer.*
a, manche et tige ; *b,* tube fenêtré ; *c,* tournevis.

postérieur, que les auteurs emploient indistinctement pour porter le tube dans le larynx et pour l'en retirer. C'est à eux qu'appartient l'idée de disposer un seul instrument pour remplir simultanément l'office d'introducteur et d'extracteur ; de même ils furent sans doute les premiers à proscrire le mandrin.

Enfin M. Webster a préconisé des tubes en

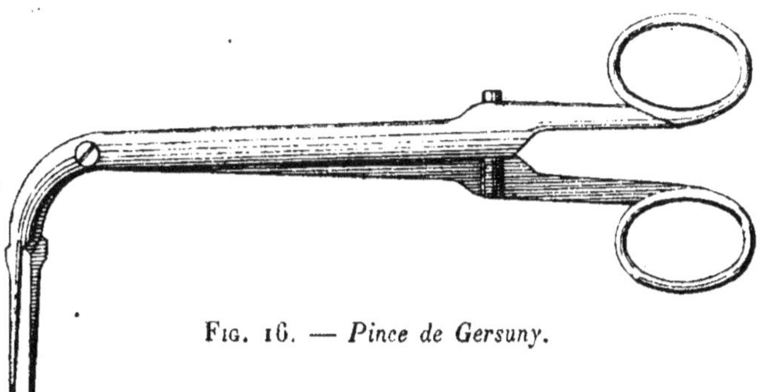

Fig. 16. — *Pince de Gersuny.*

zinc, car il attache une grande importance à l'action du métal, qui constitue, par sa permanence dans le larynx, une application continue, antiseptique et astringente de sel de zinc.

On accepte partout le tubage : MM. Jacques, Bonain, Roux, Astros, Variot, Sevestre, etc., en France ; Galatti à Vienne ; Bókay à Buda-Pesth ; Llorente à Madrid ; Seifert, Trumpp, etc., en Allemagne ; Weiderhofer, à Vienne ; Rici, Lepare Giovanni, Toti, Nicolai en Italie ; Penna à Buenos-Aires, etc., etc. Personne n'ose discuter sa supériorité et sa valeur.

INSTRUMENTS A TUBAGE

Nous allons étudier les différents instruments à tubage qui sont plus ou moins employés en ce moment dans les cliniques d'Europe et d'Amérique.

Instruments d'O'Dwyer
(de New-York).

Les instruments d'O'Dwyer sont les premiers appareils répandus dans le monde médical ; ils sont fabriqués par la maison Ermold, (de New-York) suivant les indications du regretté maître américain (1). Ils sont encore les seuls usités par quelques praticiens : Galatti (Vienne), Johannesbert (Christiania), Arbuthnot-Lane (Londres), Bonain (Brest), etc.

L'introducteur d'O'Dwyer est un petit appareil très ingénieux (fig. 17). Le bouton de la partie supérieure du manche une fois poussé fait avancer, grâce à un ressort à boudin, les deux griffes terminales qui aident à détacher le tube une fois que ce dernier est arrivé au larynx.

----

(1) O'Dwyer mourut à New-York le 7 janvier 1898, à l'âge de 57 ans.

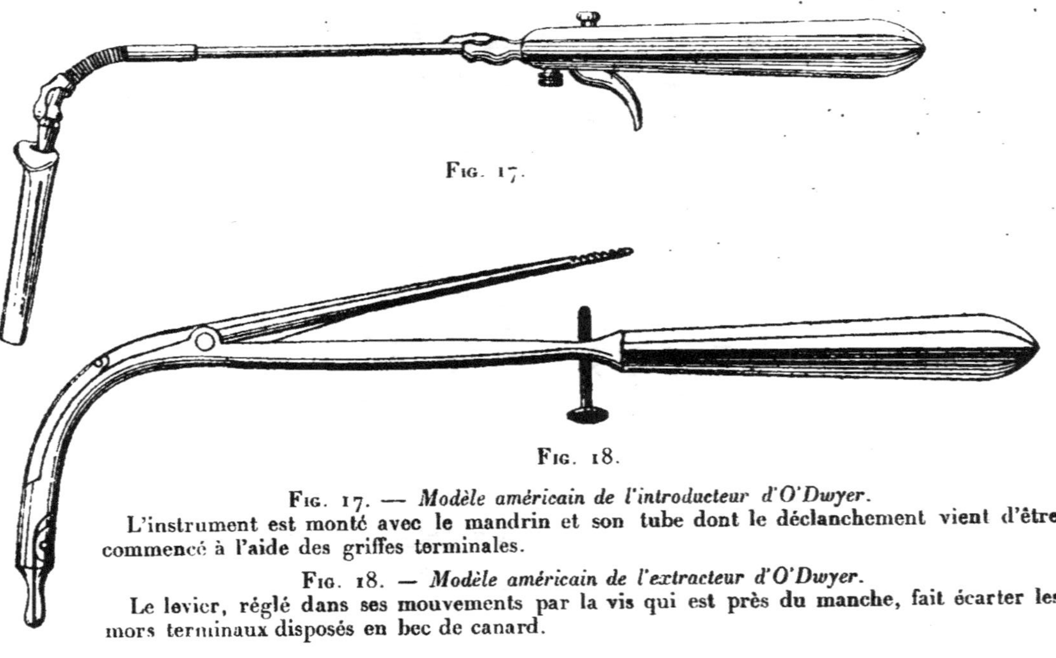

Fig. 17.

Fig. 18.

Fig. 17. — *Modèle américain de l'introducteur d'O'Dwyer.*
L'instrument est monté avec le mandrin et son tube dont le déclanchement vient d'être commencé à l'aide des griffes terminales.

Fig. 18. — *Modèle américain de l'extracteur d'O'Dwyer.*
Le levier, réglé dans ses mouvements par la vis qui est près du manche, fait écarter les mors terminaux disposés en bec de canard.

Le *mandrin* massif qui remplit le tube vient se visser à l'extrémité de la tige fixe de l'introducteur. Ce mandrin (fig. 19) est articulé à la partie moyenne pour faciliter l'extraction ; une petite sphère ellipsoïde le termine, remplissant la lumière du tube, pour l'aider à s'insinuer, sans blesser, entre les cordes vocales.

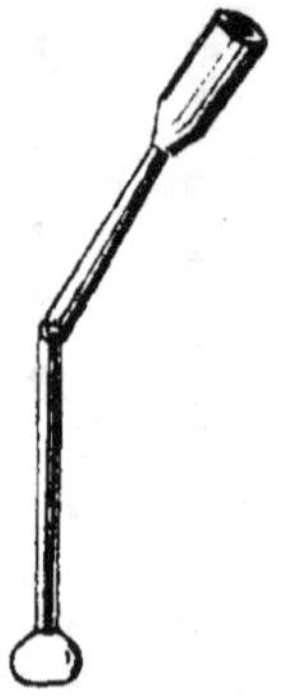

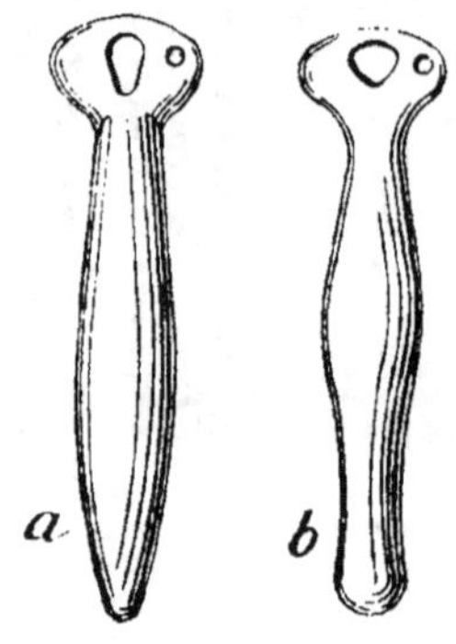

Fig. 19. — *Mandrin du tube d'O'Dwyer.*

Les *tubes* (fig. 20) sont la gloire de l'invention américaine (1). Ils sont en cuivre, recouverts d'une couche d'or, et de différentes grandeurs pour les différents âges, leur conformation permettant une exacte adaptation à l'intérieur du larynx.

La section intérieure de ces tubes est elliptique, et son grand diamètre coïncide avec le plan antéro - postérieur

Fig. 20. — *Tubes d'O'Dwyer.* a, primitif, avec un seul renflement au milieu ; b, modifié, avec deux renflements.

(1) Je parle de la première série, qui est celle qui a été universellement acceptée.

du larynx. La partie inférieure du tube *a*, qui va s'effilant, se termine en une coupe transversale; la partie supérieure, ou tête, est irrégulièrement triangulaire, très haute, et à surface entièrement bombée. A la droite, on voit un œillet pour le passage du fil de sûreté.

La partie moyenne, extérieure, des tubes présente un renflement ou ventre. A ce niveau, une coupe transversale passant par le point le plus saillant donne une section sensiblement circulaire. Ce ventre est destiné à assurer la stabilité du tube dans le larynx.

O'Dwyer, dans le même but, élargit par la suite la partie inférieure de ses tubes primitifs (fig. 20 *b*), ajoutant ainsi un deuxième renflement. Le reste du tube n'a pas été changé.

En somme, dans la morphologie d'un long tube laryngé, on décrit de haut en bas (fig. 21) : 1° la *tête 1*, qui va reposer en arrière sur les aryténoïdes et latéralement sur les replis aryténo-épiglottiques; en avant elle est en contact avec la base de l'épiglotte ; 2° le *collet* ou *ceinture supérieure* du tube, partie laryngée à proprement parler, comprise entre *2* et *3* de la figure ci-contre, en contact avec les cordes vocales ; 3° le *ventre* du tube, compris entre *3* et *4* de la même figure, et qui va se loger dans la trachée, immédiatement au-dessous du bord inférieur du cricoïde : c'est la partie essentielle qui assure la stabilité du

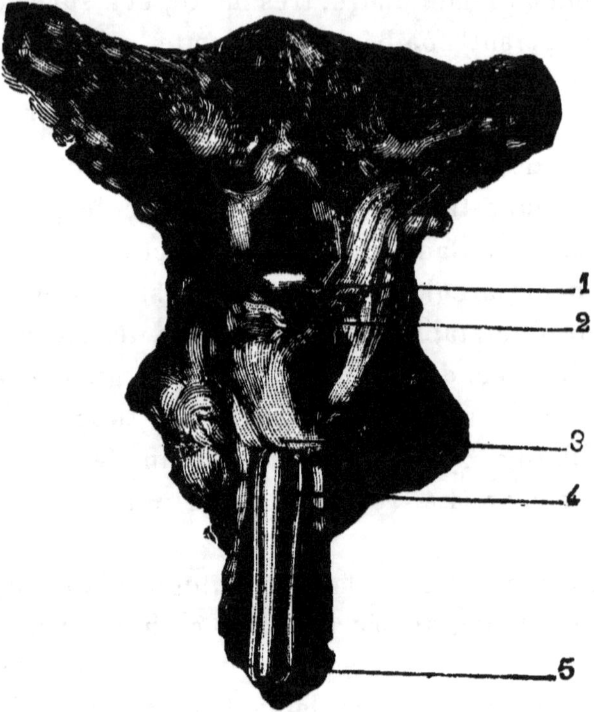

Fig. 21. — *Tube long en place.*
Relations anatomiques.
1, tête du tube ; 2-3, portion intralaryngée du tube ;
4, ventre du tube ; 5, renflement terminal.

tube ; 4° une deuxième *ceinture,* inférieure, limitée par le *renflement terminal* du tube, qui arrive près de la bifurcation bronchiale.

Les tubes d'O'Dwyer correspondent à l'é-

chelle suivante, gravée sur une plaque métallique qui accompagne chaque boîte :

Nᵒˢ DES TUBES	GRADUATION sur la plaque	AGES CORRESPONDANTS
I	1 an	de 0 mois à 1 an
II	2 ans	de 1 an à 2 ans
III	3-4 ans	de 2 ans à 4 ans
IV	5-7 ans	de 4 ans à 7 ans
V	8-9 ans	de 7 ans à 9 ans
VI	10-12 ans	de 9 ans à 12 ans

C'est cette série de six tubes proposée par
M. O'Dwyer que l'on a conservée, avec de
légères modifications, jusqu'à nos jours.

L'*extracteur* (fig. 18) est une pince courbe

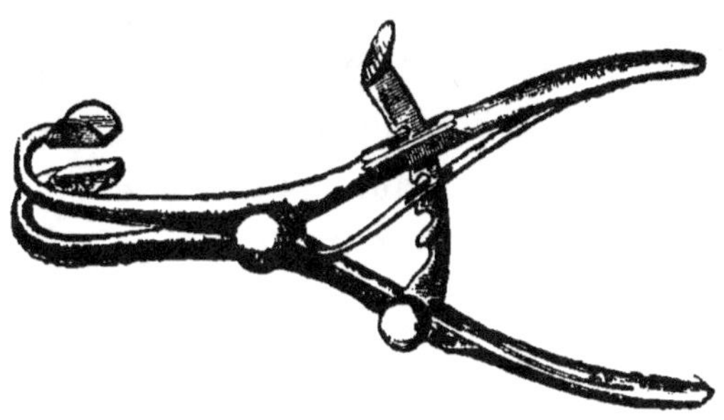

FIG. 22. — *Ouvre-bouche d'O'Dwyer.*

dont les mors terminaux sont disposés en
bec de canard. Ils agissent à l'aide du levier
qui forme la branche supérieure. La vis qui
se trouve près du manche sert à régler l'écartement des mors.

L'*ouvre-bouche* d'O'Dwyer (fig. 22) est excessivement incommode à manier et peu sûr.

Inconvénients des instruments d'O'Dwyer.

1° Le ressort à boudin de l'introducteur rend l'asepsie très difficile : l'eau reste entre les spires du ressort et dans la tige, ce qui oxyde et abîme l'instrument.

2° La tête du tube, très haute, empêche l'épiglotte de s'adapter et de fermer l'entrée du larynx, gênant ainsi l'ingestion des aliments.

3° Le mandrin : *a*), en remplissant la lumière du tube, menace d'asphyxier le patient si l'opération se prolonge ; *b*), est difficile à retirer une fois le tube dans le larynx, chose reconnue par tous les praticiens.

4° Le pas de vis du mandrin s'use vite, et, une fois vissé, peut ne pas coïncider avec la partie tubaire de l'introducteur et par cela même avec le diamètre antéro-postérieur du larynx, rendant ainsi difficile l'introduction du tube. A tout cela on peut ajouter les ennuis et le temps qu'on perd à visser et dévisser ce mandrin.

5° Les branches terminales de l'extracteur gênent l'extraction par leur longueur excessive qui les fait butter contre la voûte du palais. D'autre part, les mors, s'écartant à angle très aigu, dérapent souvent du tube.

Ébonit-tubes.

Georges Ermold a fabriqué à New-York les « *ébonit-tubes* », d'après les indications d'O'Dwyer qui les présenta le 6 mars 1897 à la Société de Pédiatrie de Washington. Ils sont en ébonite, substance compacte, légère, facile à polir et qui supporte bien l'ébullition. Elle est à base de caoutchouc durci, avec 30 à 60 pour 100 de soufre et de baryte sulfatée ou gypse.

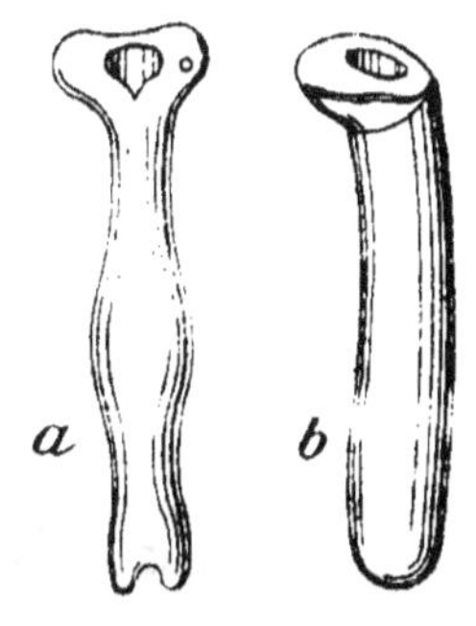

Fig. 23. — *Ebonit-tubes de O'Dwyer.*
a, vu de face ; *b,* vu de profil.

Les tubes ont à peu près la forme ordinaire, avec l'intérieur doublé d'une feuille très mince de métal, pour éviter les incrustations possibles sur l'ébonite. La série comprend 7 tubes et l'échelle connue a dû être légèrement modifiée. La conformation extérieure des tubes diffère en ce que la tête est un peu plus plate et le diamètre sagittal plus court ; le

ventre est un peu plus bas et l'extrémité trachéale, qui montre deux échancrures latérales,
est légèrement renflée afin d'assurer la stabilité dans le larynx (fig. 23). En outre, le
corps du tube décrit une légère courbe longitudinale comme celui de Bauer que nous
décrirons plus loin (page 60).

Le poids de ces tubes est considérablement
diminué ; c'est ainsi que le tube pour enfant
d'un an pèse un gramme, tandis que le même
en métal pèse $4^{gr},5o$. Les *ébonit-tubes* ont
été acceptés par Masséi (Naples), Bókay (Buda-
Pesth), Trumpp (Munich), Jakubowski (Cracovie), etc., qui leur reconnaissent de grands
avantages.

Instruments de Collin

(de Paris).

La boîte de Collin, construite suivant les
indications de Chaillou, Bayeux, Sevestre et
Martin, est une heureuse modification des
instruments américains. Elle est universellement connue.

L'*introducteur* (fig. 24) est un appareil
à mandrin idéal, simple, élégant, facile à
manier, mais difficile à désinfecter. Poignée semblable à celle d'O'Dwyer, branche

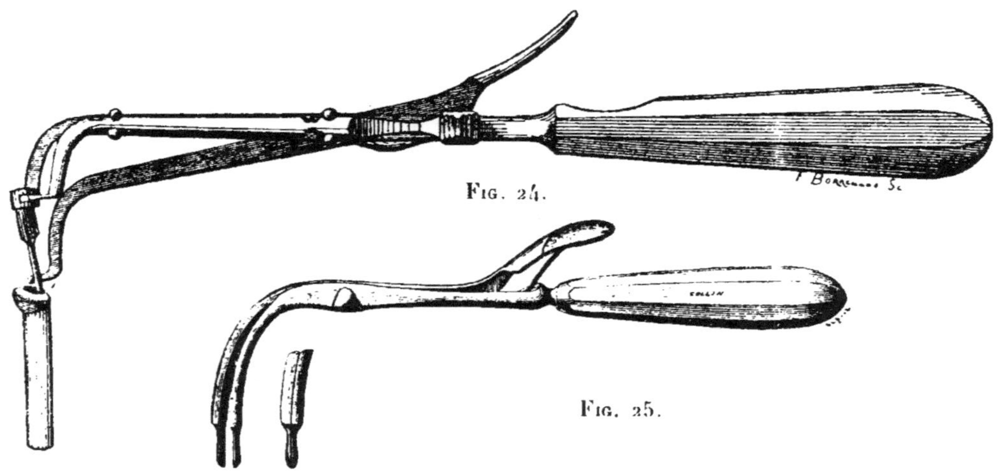

Fig. 24.

Fig. 25.

Fig. 24. — *Introducteur armé du mandrin et tube correspondant.*
Le levier est en jeu, déclenchant le tube, dont la tête se trouve presque au niveau de l'articulation du mandrin.

Fig. 25. — *Extracteur en bec de canard, dont les mors s'écartent presque parallèlement.*

fixe pareille, mais dont la courbure, un peu plus prononcée, forme un angle légèrement aigu.

L'extrémité est munie d'une espèce de verrou destiné à fixer le mandrin du tube, qui est pourvu à son tour d'une échancrure à la place de la vis. De cette façon on le monte rapidement et solidement.

Le propulseur à boudin d'O'Dwyer est remplacé par un levier mobile qui est mis en mouvement par le pouce, et dont la partie laryngée, terminée en demi-boucle, appuie sur la tête du tube, et aide à le dégager (fig. 26).

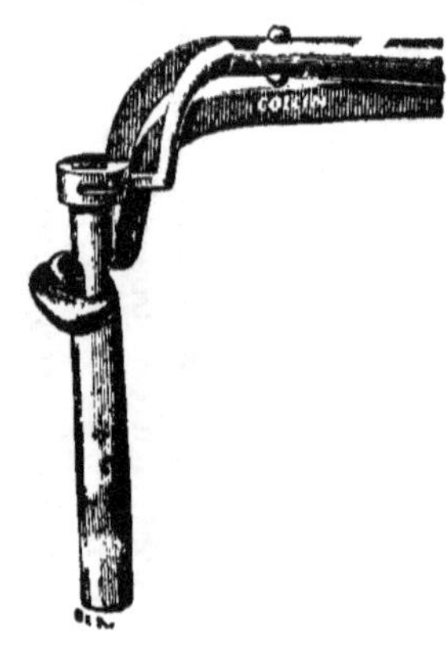

Fig. 26. — *Propulseur de Collin.*

L'*extracteur* (fig. 25), bien que ressemblant à celui d'O'Dwyer, est mieux conçu. Ses deux extrémités, en s'écartant presque parallèlement, assurent une prise solide à l'intérieur du tube.

Les *tubes* (fig. 27) furent primitivement (*a*) les mêmes que ceux proposés par le praticien américain, avec leur mandrin articulé et disposé

pour s'enfoncer dans l'écrou de l'introducteur,
jusqu'à ce que M. Bayeux fît construire, en
1895, les tubes courts à mandrins allongés *b* qui
portent son nom et qui permettent son procédé d'énucléation. Le mandrin du tube Bayeux,

toujours articulé,
dépasse assez l'ex-
trémité trachéale
du tube, et sa pointe
mousse lui sert à
s'insinuer faci-
lement dans le la-
rynx.

L'auteur, con-
vaincu que la partie
du tube située au-
dessous du chaton
cricoïde est inutile

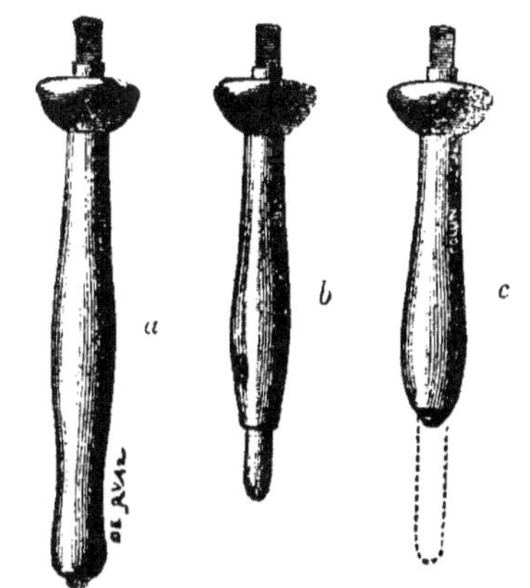

Fig. 27. — *Tubes de Collin.*
a, type O'Dwyer ; *b*, type Bayeux ;
c, type Sevestre.

et même nuisible, n'a pas hésité à la supprimer.

Un peu plus tard M. Sevestre fit raccourcir
le mandrin du tube de Bayeux, le faisant dépasser de quelques millimètres à peine (fig. 27 *c*),
et conseilla de substituer au mandrin articulé
dans la partie moyenne, un mandrin fait
d'une seule pièce, qui est, dit l'auteur, plus
solide et mieux assujetti au tube. Ce mandrin
rigide, sans articulation, est plus difficile à retirer du tube, une fois qu'il est dans le larynx.

Les tubes courts correspondent à l'échelle suivante, proposée et préconisée par M. Bayeux:

NUMÉROS DES TUBES	AGES CORRESPONDANTS
I	De 0 à 6 mois.
II	De 7 à 18 mois.
III	De 19 mois à 3 ans et demi.
IV	De 4 à 6 ans et demi.
V	De 7 à 8 ans et demi.
VI	De 9 à 12 ans.

L'*ouvre-bouche* est du modèle Denhard

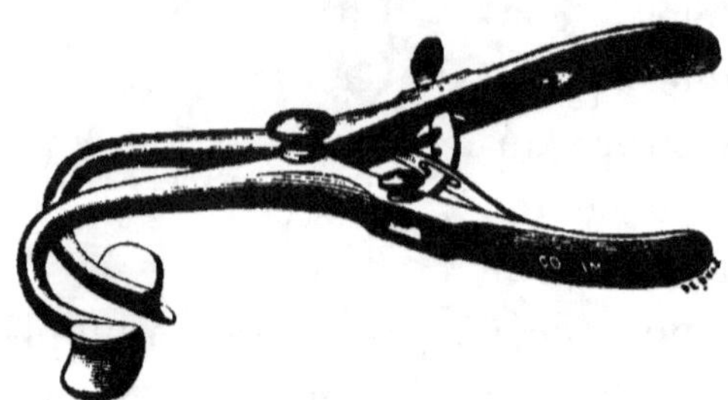

Fig. 28. — *Ouvre-bouche de Denhard.*

(fig. 28), qui est incommode et d'asepsie difficile, mais bien supérieur à celui d'O'Dwyer.

Inconvénients des instruments de Collin.

1° L'introducteur ne se démonte pas facilement et son asepsie est difficile.

2° Les tubes, à part la vis du mandrin, présentent les mêmes inconvénients que ceux d'O'Dwyer. En échange, ils permettent l'énucléation de Bayeux, chose pénible avec les longs tubes américains.

3° La courbe et la longueur exagérée des branches terminales de l'extracteur rendent très souvent l'extraction difficile.

Instruments de Baer
(de Zurich.)

Depuis 1892, on connait la boîte fabriquée à Zurich d'après les indications de M. Baer. Pour remédier à l'inconvénient de la vis du mandrin du modèle O'Dwyer (voy. p. 32), l'auteur a disposé ce mandrin en le soudant à un porte-tube ou longue tige métallique qui se fixe à la partie antérieure du manche de l'introducteur (fig. 29).

Cet instrument conserve son ressort à boudin et le bouton pour le faire fonctionner ; de même que le manche conserve, à sa partie inférieure, le crochet pour le maintenir plus commodément.

Les mandrins (même figure) sont également articulés et à la racine de chacun d'eux est marquée la graduation du tube. Ceux-ci sont

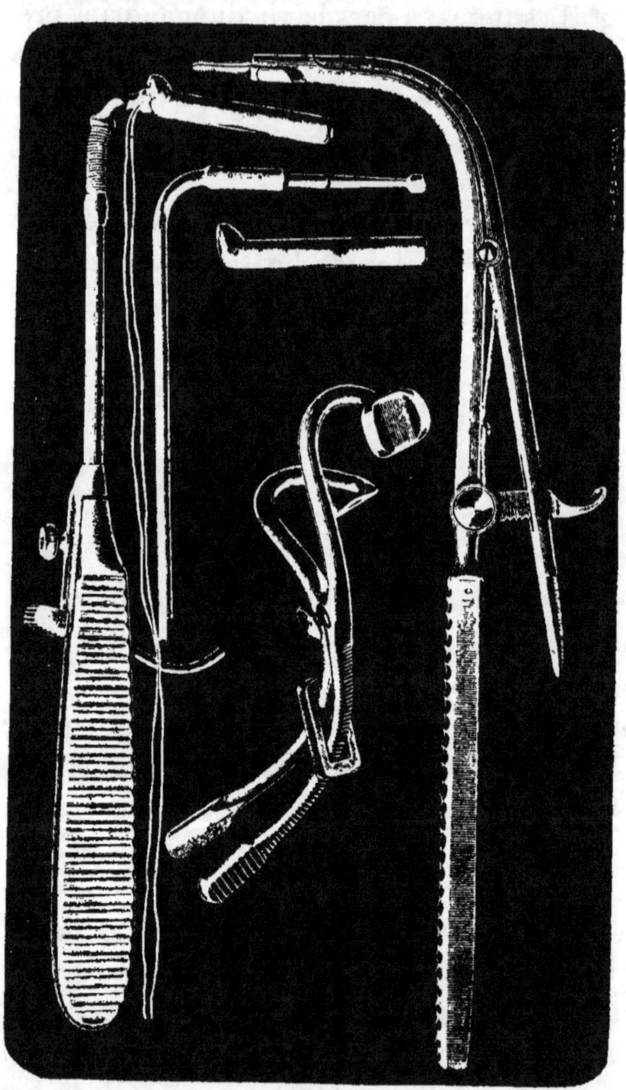

Fig. 29. — *Instruments de Baer.*

du premier modèle O'Dwyer, sans renflement terminal, la hauteur de la tête étant un peu diminuée.

M. Baer, qui eut le malheur d'être témoin de la rupture d'un mandrin pendant les tentatives de déclanchement du tube, a fait cette pièce plus grosse et plus forte.

A l'extracteur connu d'O'Dwyer, l'auteur a ajouté une crémaillère (fig. 29).

Inconvénients des instruments de Baer.

Dans l'instrumentation de Baer subsistent les mêmes défauts que dans celle d'O'Dwyer, sauf celui qui se rapporte à la vis des mandrins déjà décrits.

C'est encore une instrumentation compliquée. Elle est employée par MM. Baer et Muralt à Zurich, Ranke à Munich, etc.

Instruments de Ferroud

(de Lyon).

En 1894, Paul Ferroud, à l'exemple de Gersuny (voir page 24), et peut-être sans le savoir, proscrit le mandrin, et fait de l'introducteur et de l'extracteur un seul appa-

reil, une *pince* (fig. 3o) qui sert indistinctement pour les deux
opérations.

Il poursuit, comme nous, la simplification des instruments.

La *pince* de Ferroud est facile à manier ; elle se démonte en six pièces. Les mors de la pince, qui s'effilent sur une longueur de quelques centimètres, forment avec la tige fixe un angle légèrement obtus ; ils s'écartent presque parallèlement. Une crémaillère, placée au-dessous du levier, assure l'adaptation du tube à l'extrémité de la pince, évitant ainsi une pression continue du pouce.

Tout récemment, M. Rabot, (de Lyon) croyant cette pièce inutile, sinon gênante parfois, l'a supprimée, faisant construire une pince plus simple, mais toujours avec trois articulations.

Les *tubes* (fig. 3i) sont les mêmes que ceux d'O'Dwyer, et diffèrent seulement par la coupe en biseau de l'extrémité inférieure (aux dépens du côté gauche)

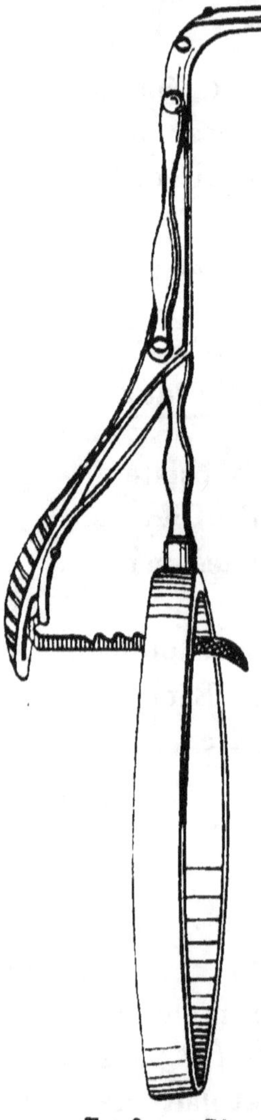

Fig. 3o. — *Pince de Ferroud.*

pour s'insinuer entre les cordes vocales. Nous étudierons ces tubes dans le chapitre suivant, en nous occupant des avantages de nos instruments, qui s'en rapprochent.

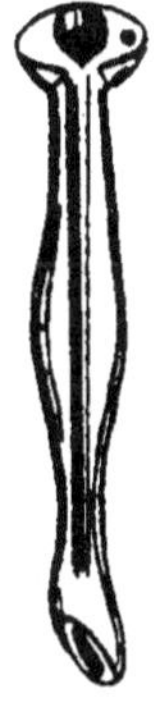
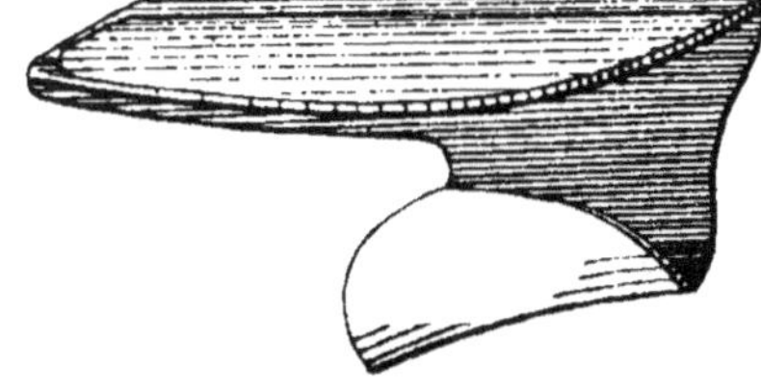

Fɪɢ. 31. — *Tube de Ferroud.*   Fɪɢ. 32. — *Doigtier protecteur de Ferroud.*

Le *doigtier* de protection (fig. 32), qui remplace l'ouvre-bouche, est échancré à sa partie palmaire pour donner plus de liberté à l'index.

Inconvénients des instruments de Ferroud.

1° L'articulation des différentes pièces de la pince rend l'asepsie difficile ;

2° La crémaillère est inutile ;

3° L'angle légèrement obtus de la partie tubaire de l'introducteur n'est pas celui qui facilite le mieux l'accès de la glotte.

4° Le biseau des tubes, de gauche à droite (le tube étant en position), présente des inconvénients dont nous nous occuperons plus loin (page 81).

5° L'absence d'ouvre-bouche.

Les doigtiers de protection sont incommodes et gênent les mouvements de l'index : le doigtier plein, sans échancrure, comme celui de Bouchut, ne permet qu'une légère flexion du doigt. Celui de Ferroud, qui conjure cet inconvénient, a, par contre, un défaut: s'il est très petit ou très grand, s'il ne va pas juste au doigt (qui varie naturellement selon chaque opérateur), le doigtier tourne, rendant difficile et retardant l'opération.

Le doigtier articulé de Zanfal est aussi incommode. Si les articulations de l'appareil ne coïncident pas avec les articulations de l'index, celui-ci se trouve dans la même condition qu'armé du primitif doigtier plein de Loiseau ou Bouchut.

Le doigtier le mieux conçu est sans doute celui de M. Gallati (1).

« Il se compose essentiellement d'un cy-« lindre creux recouvrant complètement la « première phalange, sur sa face dorsale, en

____

(1) *Arch. de Méd. des enfants.* No 4, Avril 1900.

« empiétant même de 2 centimètres sur le
« métacarpien ; la face palmaire est recouverte
« jusqu'au repli interdigital ; le cylindre pré-
« sente latéralement une solution de conti-
« nuité pour permettre une meilleure adap-
« tation à tous les index (fig. 33). Afin que le

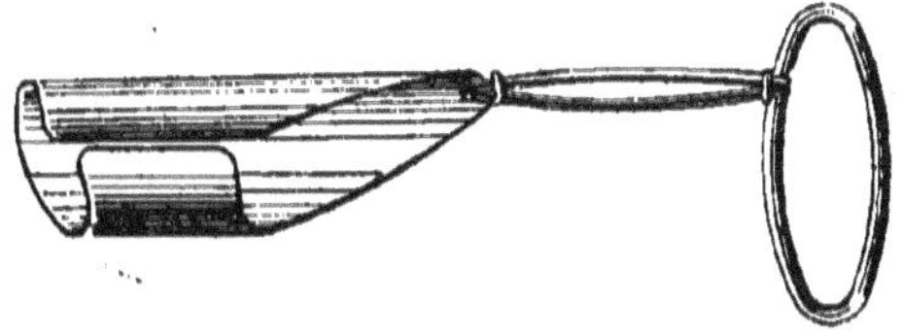

Fig. 33. — *Doigtier protecteur de Galatti.*

« doigtier ne dérape pas, il est muni d'un
« orifice sur la face dorsale pour adapter un
« lien fixé autour du poignet. »

Malgré tout, je n'accepte pas volontiers les doigtiers de protection.

Instruments de Tsakiris
(de Paris).

L'instrumentation de M. Tsakiris diffère des autres appareils que nous venons d'étudier.

L'introducteur primitif de Tsakiris (fig. 34) est une espèce de pince dont les mors, s'écartant parallèlement, assurent la prise du tube.

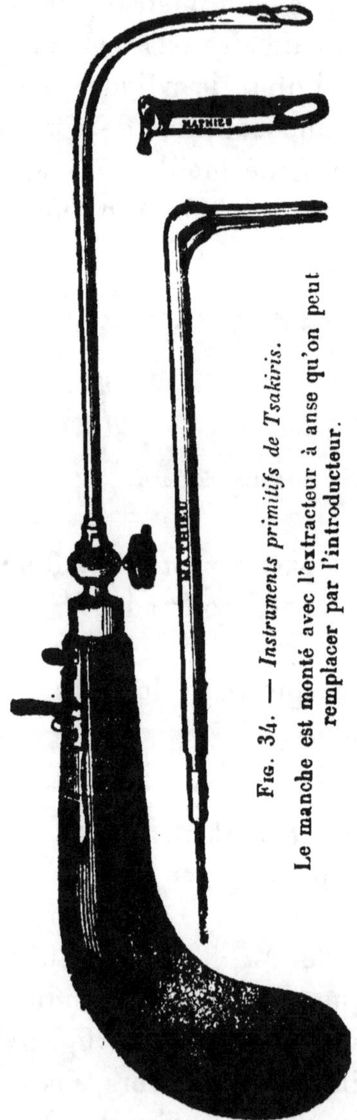

Fig. 34. — *Instruments primitifs de Tsakiris.*
Le manche est monté avec l'extracteur à anse qu'on peut remplacer par l'introducteur.

Il est représenté en bas de la fig. A son tour, la même poignée peut s'adapter à une tige d'acier recourbée, terminée par une anse en fil de fer (fig. 29) qui sert à accrocher le tube et à en faire l'extraction (1).

L'idée si originale de ces tubes appartient entièrement à M. Tsakiris ; l'un d'eux est représenté en place dans la fig. 35. Le but était de rendre facile l'extraction du tube.

____

(1) Avec les tubes sans crochet, la même pince introductrice servait à le retirer.

L'auteur dit (1) les avoir essayés avec succès, et que la présence de ce crochet n'est un

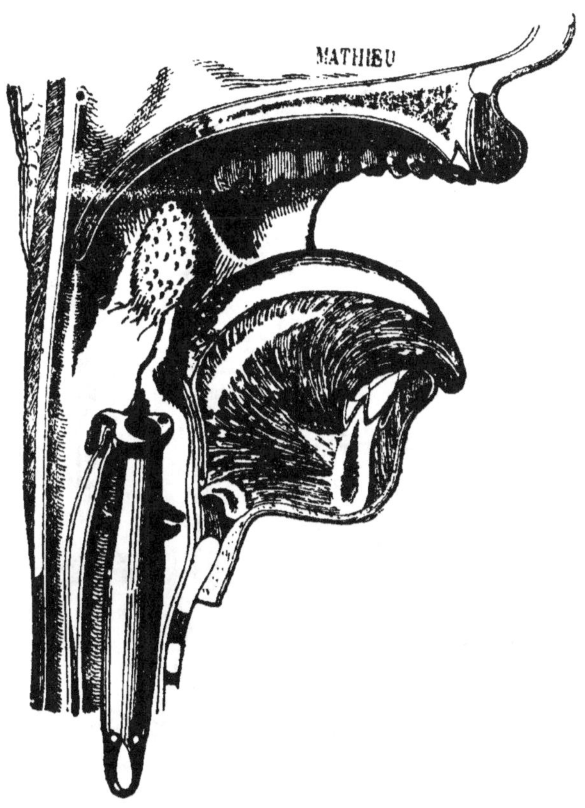

Fig. 35. — *Tube à crochet en place.*

danger ni pour la muqueuse laryngée avec

______

(1) J.-B. Tsakiris. *Thèse de Paris*, 1895. « Instruments
anciens et nouveaux, etc. »

laquelle il est en contact ni pour celle du tube
digestif si l'enfant venait à l'avaler.

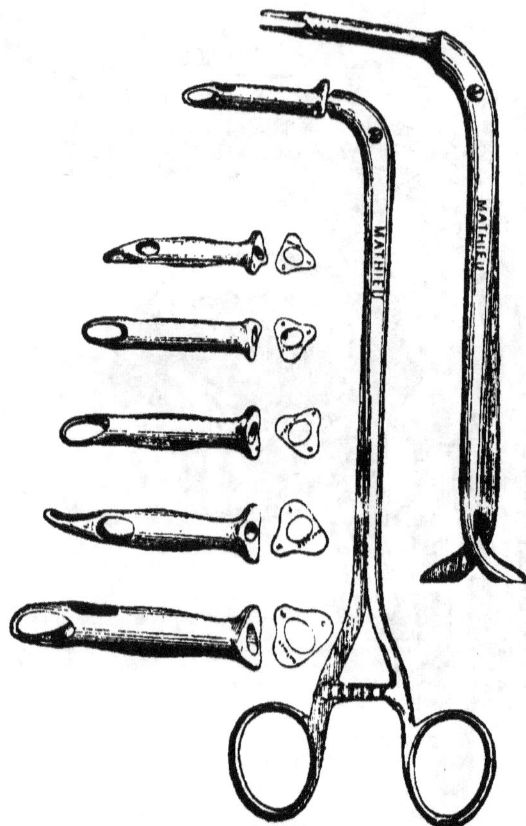

Fig. 36. — *Instruments de Tsakiris modifiés.*
A droite, deux des pinces-ciseaux.
A gauche, la série de six tubes, dont l'un est fixé à la pince.
Les autres sont placés de manière à faire voir leur forme exacte.
Au-dessus de chaque tube on voit de face une section de la tête.

Persuadé de ce fait, il n'hésita pas à avaler un

de ses tubes qu'il rendit sans éprouver d'accident, sept jours après. La même expérience, suivie d'autopsie confirmative de ces assertions, fut répétée sur des chiens.

Le crochet de la partie postérieure de la tête du tube (destiné à recevoir l'anse de l'extracteur) une fois en place, va se loger dans l'angle ouvert en haut formé par les cartilages aryténoïdes. Ces tubes n'ont guère été acceptés.

Peu de temps après, M. Tsakiris apporta des modifications à ces instruments.

Il substitua à l'introducteur-extracteur décrit trois pinces-ciseaux (fig. 36) de différentes grandeurs qui servent, les unes pour le tubage, les autres pour le détubage.

Les nouveaux tubes (représentés en bas de la même figure), sont, comme les primitifs, en aluminium, un peu plus courts que ceux de O'Dwyer, mais d'un diamètre exagéré et sans crochet ; la tête forme un tricorne, aplati à sa face supérieure, et à bords mousses.

Le mandrin est proscrit. L'extrémité trachéale se termine en double biseau, taillé aux dépens de ses deux côtés latéraux. Ils vont former une arcade de très faible épaisseur, délimitant deux œillets, l'un à droite et l'autre à gauche. Adjacentes à ces œillets, on

voit deux ouvertures ovales, qui occupent le
diamètre opposé et dont la fonction est discu-
table.

La disposition donnée à la pointe du tube,
qui lui permet de s'insinuer entre les cordes
vocales, est la même que celle de la canule
trachéale bien connue de M. Krishaber. Avec
les quatre œillets et l'arcade rejetée à gauche,
l'auteur prétend éloigner la possibilité de
l'obstruction brutale du tube par des pseudo-
membranes.

Dans la même boîte de Tsakiris on trouve un
ouvre-bouche et un doigtier plein pour l'index.

Inconvénients des instruments de Tsakiris.

1° C'est une instrumentation compliquée
avec ses trois pinces-ciseaux qui sont bien
incommodes à manier. Une seule de ces pinces
à la rigueur suffirait, bien que l'auteur sou-
tienne le contraire.

2° Les tubes sont en aluminium, métal po-
reux inapproprié à cet objet.

3° Le grand diamètre donné par l'auteur,
ainsi que la forme de la tête et la courbure de
l'extrémité inférieure de ces tubes, si peu en
harmonie avec la configuration interne du

larynx, ont contribué encore à faire rejeter les instruments Tsakiris.

Instruments d'Egidi

(de Rome).

Cet éminent praticien, qui a été le premier à faire l'intubation en Italie, adoptant sans réserves la méthode depuis l'année 1889, s'est occupé sans relâche du perfectionnement des appareils.

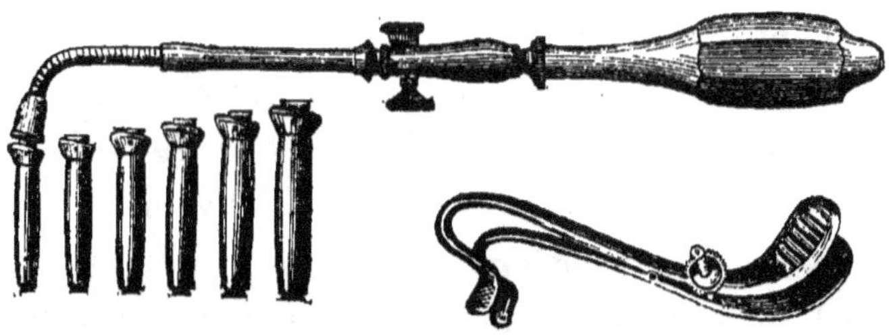

Fig. 37. — *Instruments d'Egidi.*
(Première modification.)

Première modification. — En faisant le tubage avec les instruments d'O'Dwyer, M. Edigi se rendit bientôt compte des avantages qu'il y avait à disposer d'appareils permettant le *tubage ouvert* et, vers 1891, il fit construire les instruments que représente la fig. 37 (1).

____

(1) F. EGIDI. Modificazioni agli apparechi di intubazione laryngea. Rome, 1891.

Les tubes, plus courts et plus larges que ceux d'O'Dwyer, ont le mandrin tubulé, ouvert à ses deux extrémités, permettant à l'enfant de respirer durant les tentatives d'introtion. Ce mandrin a une articulation à la partie moyenne pour faciliter son extraction. Il va s'insérer à l'extrémité tubaire de l'introducteur, lequel est tubulé dans toute sa longueur pour assurer le passage de l'air.

Le déclenchement du tube est fait d'après le même système de ressort à boudin d'O'Dwyer, la vis de l'extrémité libre servant à y fixer le mandrin. Cette partie est circulaire, de manière à permettre l'adaptation des tubes circulaires (courts et larges) d'O'Dwyer.

Deuxième modification. — Un peu plus tard, en 1895 (1), M. Egidi, poursuivant la simplification des instruments, imagina un seul appareil (fig. 38), servant à la fois à l'introduction et à l'extraction.

Quand il fonctionne comme introducteur (A), les mors terminaux, accolés l'un à l'autre, permettent de visser le mandrin. Le levier, *5*, entre en jeu quand l'appareil fait l'office d'extracteur (B, *6*).

Les mandrins des tubes sont toujours creux,

----

(1) *Supplemento al Policlinico*, vol. I, n° 35.

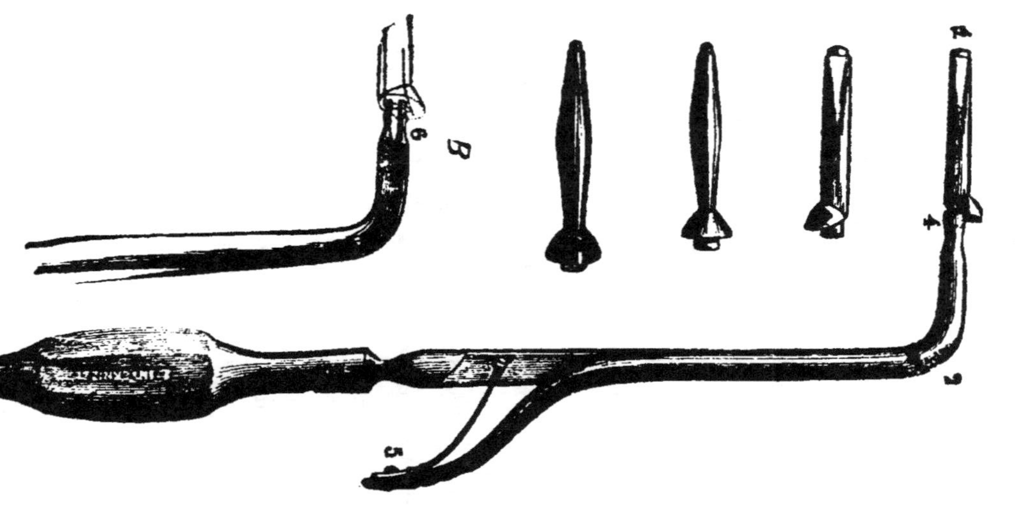

Fig 38. — *Instruments d'Egidi* (deuxième modification).
A. — L'instrument fait l'office d'introducteur ; les mors se vissent au mandrin tubulé.
B. — Il agit comme extracteur.

ainsi que la partie tubaire de la pince jusqu'au point 2, pour le passage de l'air. Les tubes sont les mêmes que ceux de la première modification.

Troisième modification. — M. Egidi, après avoir fait des centaines de tubages, conclut à l'inutilité du mandrin et proposa au commencement de cette année une « *Massima semplificazione dell' apparecchio d'intubazione.* »

Tout est réduit à une pince (1) très simple qui fonctionne à l'aide d'un levier (fig. 39), lequel assure une bonne prise du tube. L'auteur dit avoir proscrit le mandrin, parce qu'il complique l'instrument et le plus souvent rend l'opération difficile.

Les tubes préconisés en dernier lieu par M. Egidi sont les *ébonit-tubes* d'O'Dwyer, dont

---

(1) Je traduis littéralement de la description que M. Egidi m'envoie de ses instruments, la note qui suit : « Cette pince ressemble à celle du Dr Perez Avendaño, « décrite dans sa remarquable thèse *Croup-tubage du* « *larynx* (Buenos-Aires, 1899), mais je déclare qu'à ce « moment je ne la connaissais pas. »

Et dans une lettre fort aimable qu'il a eu l'obligeance de m'adresser avec les clichés (septembre 1901), il ajoute, avec une parfaite loyauté, ces mots dont je le remercie sincèrement : « Ella mi vorrà perdonare il furto involontario « e nello stesso tempo le dó la facoltá di dire nella sua « públicazione che l'idea prima di questa pinza cosi sem- « plice é sua e a Lei solo appartiene l'invenzione. »

la partie trachéale, dit-il, éloigne par sa disposition toute crain-
te de traumatisme
d'introduction. De-
puis quelques mois,
M. Egidi n'emploie
que ces instruments,
et avec beaucoup de
succès.

Instruments de Froin

(de Paris).

Une des dernières
modifications d'ins-
truments est celle
de M. Froin, pré-
sentée à la séance
de février de cette
année à la Société de
Pédiatrie de Paris.

M. Froin remit en
question l'idée de
faire l'extraction di-
gitale du tube, réa-
lisée il y a quelques
années par les mé-
decins américains

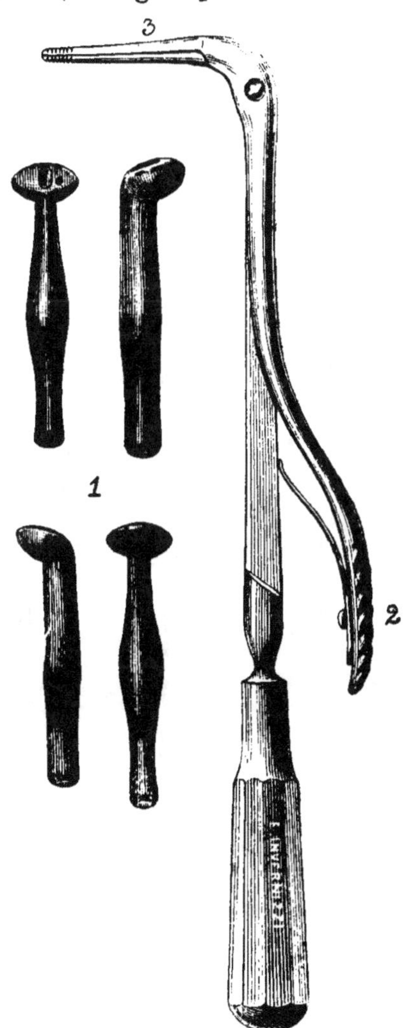

FIG. 39. — *Instruments d'Egidi.*
(Troisième modification).

O'Dwyer et Dillons Brown, lesquels l'avaient abandonné bientôt.

M. Froin arme son index, gauche ou droit, d'une espèce de doigtier métallique muni à son extrémité d'un petit bouton. D'autre part, la tête du tube, excavée comme celle de mes tubes, a un orifice à sa partie postérieure pour recevoir ce bouton (fig. 40). L'extraction se réduit, par conséquent, à introduire l'index jusqu'à la glotte, à chercher les points de repère et à accrocher le tube.

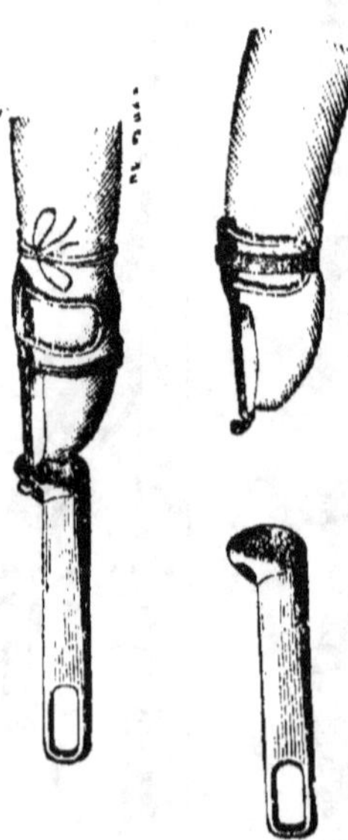

Fig. 40. — *Tubes de Froin.*
Extraction digitale.

L'idée de l'anse inférieure des tubes, qui appartient à M. Tsakiris, a été adoptée par l'auteur, qui l'a préférée droite avec raison, et non inclinée latéralement. Du reste, les tubes ont à peu près la même conformation que ceux d'O'Dwyer.

L'*introducteur* de Froin (fig. 41), à part le manche, est presque pareil au premier modèle de Tsakiris construit par la même maison Mathieu. Ses extrémités s'écartent parallèlement ; il est d'une grande simplicité.

Le mérite de M. Froin est d'avoir réuni, dans une boîte qui porte son nom, différentes modifications antérieurement proposées.

Inconvénients des instruments de Froin.

1° L'extraction digitale du tube, telle que l'ont proposée O'Dwyer, Dillons Brwon et Froin, est un procédé de conception théorique qui ne supporterait pas avec succès le contrôle de la pratique, malgré sa simplicité apparente : il arrive souvent que, pour une cause ou une autre, l'*infundibulum* du larynx permet au tube de descendre

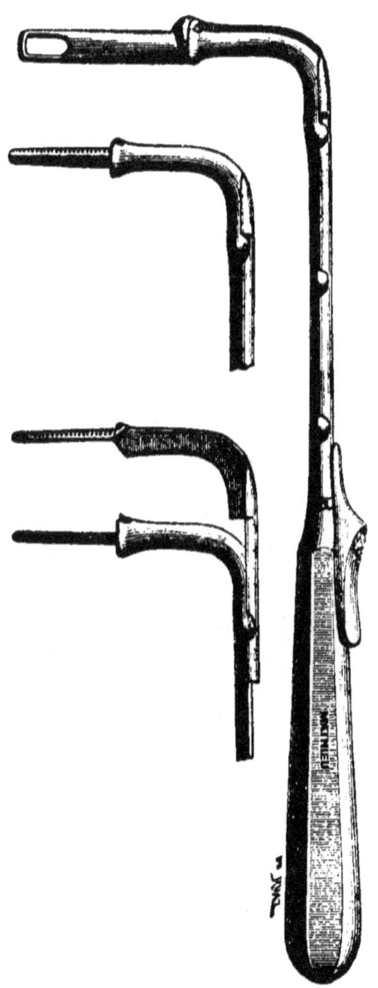

Fig. 41. — *Introducteur de Froin.*

et de s'enfoncer pour ainsi dire, et il arrive parfois que les replis de la région sus-glottique, œdématiés ou non, viennent recouvrir les bords de la tête, et par conséquent l'orifice destiné au crochet phalangettien. On comprend que dans ce cas l'extraction devient impossible.

2° M. Froin, au lieu d'avoir laissé arrondie l'extrémité de l'anse inférieure des tubes Tsakiris, l'a aplatie à angle droit (fig. 40 et 41) ce qui rend dangereuse, je dirai même impossible, l'énucléation de Bayeux. Et je me demande s'il est possible d'accepter actuellement un tube qui proscrive ce procédé, vraie conquête dans le domaine du tubage. Je ne le crois pas.

En échange, la suppression de la courbure latérale de l'anse du tube Tsakiris est tout à fait justifiée.

3° Un des grands avantages des tubes sans mandrin consiste en ce que l'enfant peut respirer librement à travers la lumière du tube, pendant les tentatives plus ou moins prolongées. — Avec l'appareil de M. Froin nous nous trouvons dans les mêmes conditions qu'avec les tubes à mandrin, car l'auteur a disposé sur la partie tubaire de l'introducteur un point d'arrêt pour le tube, qui, suivant sa propre expression (1), lui sert de couvercle (fig. 41).

Avec cela, il poursuit le but de rendre plus sensible le moment de l'entrée du tube dans le larynx, par le sifflement qui se produit, une fois le tube débouché. C'est une chose sans importance à mon avis, et qui ne mérite pas qu'on lui sacrifie une instrumentation.

4° Je ne trouve pas commode l'introducteur adopté par Froin, car la pression en avant que doit faire le pouce pour maintenir le tube fatigue le doigt. Chaque boîte contient deux de ces pinces, à petite et à grande courbure. Une seule, avec quelques modifications, suffirait pour tous les cas.

5° Cette boîte ne contient ni doigtier de protection ni ouvre-bouche.

Instruments de Rabot

(de Lyon).

M. Rabot, partisan aujourd'hui du tube introducteur fermé, emploie des instruments dont le principe est celui des appareils Baer. Chaque mandrin est soudé à un porte-tube simplifié.

---

(1) *Bulletins de la Société de Pédiatrie de Paris.* Février 1901.

Instruments de Bauer

(de Buda-Pesth).

En 1897, Bauer, après avoir porté ses observations sur le cadavre, conclut que la conformation des tubes d'O'Dwyer n'était pas tout à fait la même que celle du larynx. Il vit que cet organe, chez l'enfant, ne constitue pas un tuyau tout droit, mais qu'il forme une courbure appréciable qui varie suivant les âges : courbure représentée par un angle obtus de 168° à un an, et de 178° à 13 ans.

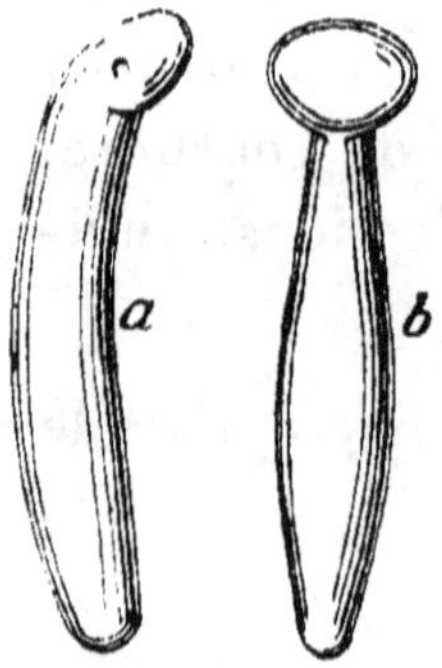

De là il proposa et fit construire les tubes courbes, tels que les représente la figure 42, dont la courbure est d'autant plus accentuée que l'enfant est plus petit. Les mandrins sont par conséquent courbés.

Fig. 42. — *Tube de Bauer.*

a, vu de profil ; — *b*, face postérieure.

Tout le monde est d'accord pour affirmer que l'intubation avec les tubes Bauer est plus difficile. Au point de vue clinique, je dirai qu'à Leipzig on ne les a pas trouvés supérieurs aux autres ; en revanche, Bókay (de Buda-Pesth) a observé que les tout petits malades supportaient plus aisément les tubes Bauer. Personnellement, je ne les ai jamais employés.

Instruments de Bayle
(de Lyon).

Au commencement de l'année 1899, M. Bayle présenta à la « Société des sciences médicales » de Lyon, une pince (fig. 43) qui a quelque ressemblance avec la pince primitive

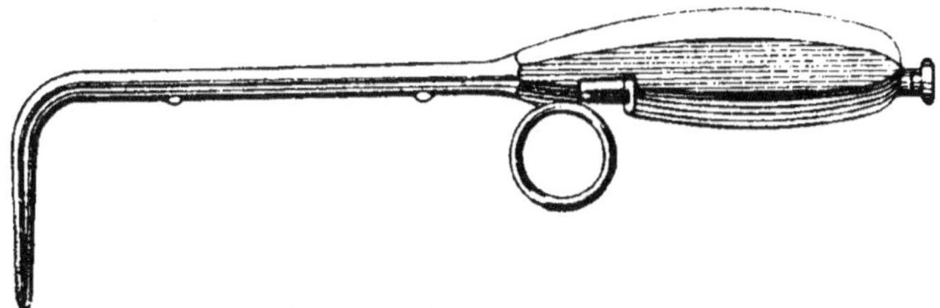

Fig. 43. — *Pince de Bayle.*

de M. Tsakiris, mais qui est pourvue d'un ressort à boudin contenu dans l'intérieur du manche et destiné à maintenir l'appareil fermé, — chose qui me semble inutile.

Le tube proposé par M. Bayle pour servir aux partisans du tubage fermé dispose, disait M. Boudin dans le *Lyon médical* du 26 mars 1899, « d'un mandrin qui se compose essentielle- « ment d'une tige d'acier ajourée et contour- « née, dont une des extrémités porte une balle

« de plomb façonnée du calibre du tube que
« l'on emploie. Par un dispositif simple et
« très ingénieux, le mandrin peut se fixer
« solidement à la pince, et il n'y a aucun
« danger dans son emploi : il est solide, il ne
« glissera pas pour rester dans le tube lors du
« retrait de la pince. »

Instruments de Fischer

(de New-York).

Il y a encore une boîte de fabrication américaine, faite suivant les indications de M. Fischer avec les tubes en caoutchouc durci, mais qui diffèrent beaucoup des *ebonit-tubes* d'O'Dwyer.

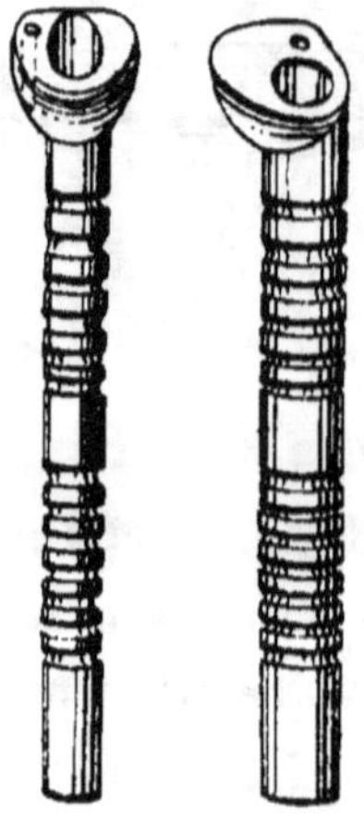

Fischer les avait proposés avec le ventre connu, que M. Hagenbach, de Bâle, a dernièrement supprimé, laissant les tubes sans aucun renflement et surmontés d'une tête dont la partie supérieure est excavée en forme de cuvette (fig. 44).

Fig. 44. — *Tube de Hagenbach.*
Vue de face et de profil.

A défaut de renflement pour assurer sa stabilité, le tube Fischer présente des rainures circulaires très accentuées.

Le mandrin est supprimé et, malgré cela, la partie inférieure des tubes a la coupe transversale connue, chose qui doit rendre difficile le passage à travers les cordes vocales, quelquefois fortement distendues.

L'introducteur est d'une conception originale. La partie tubaire de la tige fixe (fig. 45) se termine par un point d'arrêt pour le tube;

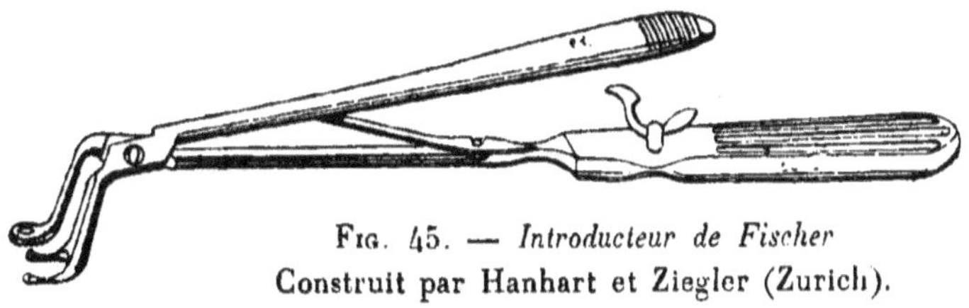

Fig. 45. — *Introducteur de Fischer*
Construit par Hanhart et Ziegler (Zurich).

la branche mobile, qui fonctionne comme levier, présente à ce niveau une encoche en fer à cheval destinée à embrasser le tube par le collet, au-dessous de la tête. Rapprochant le levier vers le manche où il reste fixé à l'aide d'un déclic, la prise du tube est assurée. Le point d'arrêt pour le tube est perforé, ce qui rend le tubage ouvert. Pour déclencher le tube, il n'y a qu'à lâcher le déclic avec le pouce. L'index guide achève l'introduction.

Je n'ai pas d'expérience personnelle pour me prononcer sur les avantages de ces instruments, mais je ne crois pas que les rainures transversales soient étrangères à la production des lésions de décubitus. Si ces lésions se produisent quelquefois avec les tubes irréprochablement polis, il est impossible de ne pas redouter la surface si accidentée des tubes Fischer.

En outre, la stabilité de ces tubes sans renflement est très douteuse, et la hauteur excessive de la tête doit augmenter la gêne pour la déglutition. La boîte manque d'extracteur : d'autre part, les tubes sont longs et l'énucléation devient pénible et presque impossible.

M. Monti, qui a essayé cette instrumentation, déclare qu'elle n'est pas utile.

Instruments de Trumpp
(de Munich).

Les instruments de ce praticien allemand sont encore inconnus, leur fabrication ayant été décidée tout récemment.

M. Trumpp a bien voulu me mettre au courant de ses importantes recherches, dans une lettre que j'ai sous les yeux et dans laquelle il me fait connaître les instruments en question. Il m'offre donc des prémices qui viennent honorer mon travail, et je lui en suis très reconnaissant.

Ces instruments, qui ont fait l'objet d'un intéressant rapport, ont été présentés par l'auteur au dernier Congrès de Hambourg (1).

Il a choisi comme type de tubes (fig. 46) le tube O'Dwyer du premier modèle, sans renflement terminal, et qu'il a légèrement raccourci.

L'auteur, convaincu que tant que l'on emploiera des tubes métalliques rigides on aura à déplorer des lésions de décubitus, a fait construire ses tubes en *durite*, substance élastique qui, selon lui,

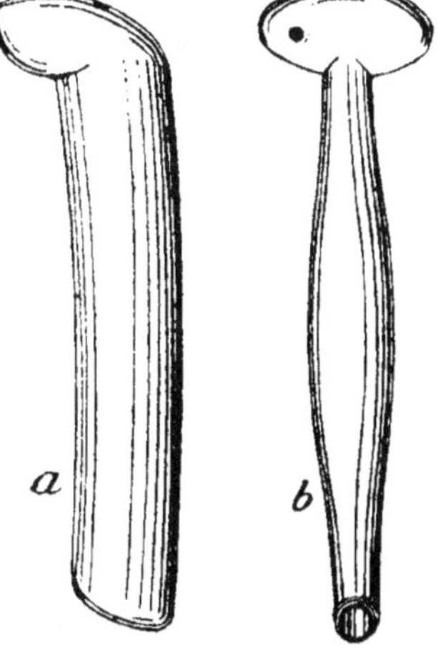

Fig. 46. — *Tube de Trumpp.*
a, vu de profil ; — *b*, vu de face.

doit répondre aux exigences requises. La série comprend 13 tubes (1 tube par année d'âge).

Il prétend que ces tubes ont une plus grande stabilité dans le larynx et que le rejet spontané en est presque impossible ; d'autre part, que leur élasticité leur permet d'épouser tous les mouvements du larynx, et que tout cela évite les lésions de décubitus. Celles-ci et le rejet

-----

(1) 22-28 septembre 1901.

spontané, les deux écueils de l'intubation suivant l'expression de M. Trumpp, seraient
donc conjurés.

Le mandrin est proscrit, et l'introduction

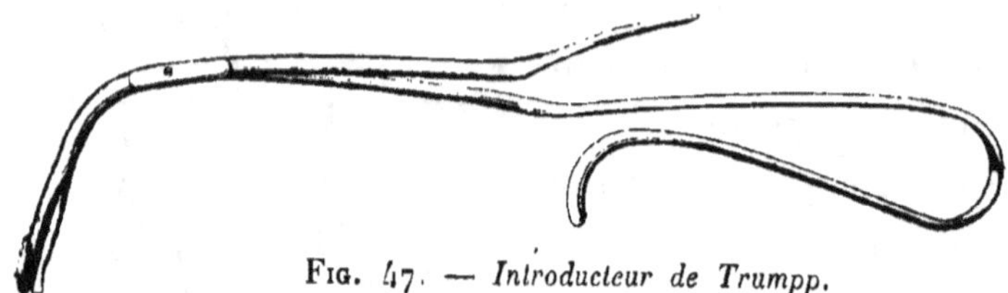

Fig. 47. — *Introducteur de Trumpp.*

des tubes se fait à l'aide d'un instrument
spécial (fig. 47), une sorte de
pince, qui paraît très commode à manier.

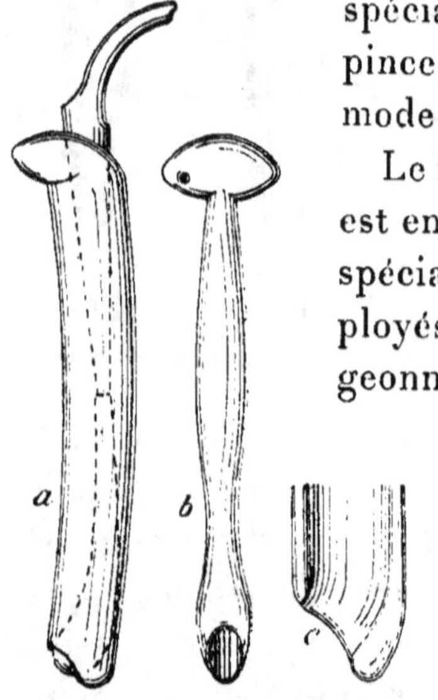

Fig. 48. — *Tube spécial de Trumpp.*
a, tube vu de profil, fixé à l'introducteur et montrant le man-
drin ; *b*, face postérieure ; *c*, coupe
de la partie trachéale du tube.

Le praticien de Munich
est encore l'auteur de tubes
spéciaux destinés à être employés dans les cas de bour-
geonnement de la trachée
après la trachéoto-
mie, et qui sont une
modification des *ebo-
nit-tubes* d'O'Dwyer
(fig. 48).

Tous les tubes de
cette série sont un
peu plus minces,
mais de 3 à 4 milli-

mètres plus longs; ceci avec l'intention de les faire servir pour les cas de trachéotomie inférieure. A partir du ventre, les tubes sont légèrement courbés en arrière, à la manière des tubes de Bauer (fig. 42). L'auteur ajoute qu'avec cela on évite les lésions de la muqueuse dues à la pression du tube contre la paroi antérieure de la trachée.

L'extrémité inférieure des tubes a une forme olivaire afin de faciliter son introduction. Elle est rabattue en quelque sorte en arrière (c fig. 48) où vient s'ouvrir l'orifice inférieur du tube et par où effleure le mandrin courbé (a fig. 48).

Le nombre d'essais faits par l'auteur avec ces deux instrumentations est très restreint et ne permet pas encore de porter sur elles un jugement définitif.

Instruments de Collet.

(de Lyon.)

Le Pr Landouzy a présenté à l'Académie de médecine, dans la séance du 30 juillet dernier, et au nom de M. Collet, une note sur « *Une méthode de détubation par l'emploi de l'électro-aimant* ».

Il mit sous les yeux de la savante société

un spécimen de l'appareil dont l'auteur se sert pour effectuer l'extraction.

Cette idée ne date pas d'aujourd'hui : il y a au moins dix ans qu'elle a été proposée, et c'est M. Wetherld (de Chicago), en 1895, qui l'a mise en pratique. Il se servait d'un extracteur à rayon de courbure ordinaire et dont la partie tubaire était élargie et en fer doux. Le manche renferme une bobine dont le fil est relié à un accumulateur ou à une pile électrique de 6 volts au moins : le fer doux, transformé en puissant aimant par le passage du courant électrique, attire et enlève le tube aussitôt que le bout de l'extracteur franchit l'arrière-gorge.

Il a fallu sans doute changer le métal des tubes, au moins celui de la tête, puisque l'aimant n'a d'action ni sur le cuivre ni sur l'argent, mais sur le fer, l'acier, etc.

Mais le fonctionnement de pareils instruments demande le courant électrique, ce qui complique le matériel à tubage, sans grands avantages pour la pratique journalière.

Tubes de Dionisio. — M. Dionisio, de Milan, a proposé tout récemment un tube dont les parois sont percées, avec deux rangs circulaires de petits orifices de 0,001 millimètre de diamètre.

Avec cela l'auteur prétend conjurer l'obstruction et le rejet du tube, par la modification apportée aux conditions de la circulation de l'air pendant l'expiration.

Tableau II.

Historique de l'Intubation.

Hippocrate-Bouchut (cathétérisme).

Hippocrate (490 av. J.-C.). On parle du *cathétérisme* du larynx.

Monro (xviii° siècle) reprend le cathétérisme.

Dessault (1803) fait connaître la tolérance du larynx.

Green (1838) propose la cautérisation du larynx dans le croup.

Bichat laisse dans le larynx, près de 20 heures, une sonde ordinaire.

Dieffembach (1839) répète la cautérisation de Green.

Depaul (1842) fait la médication du larynx et de la trachée à l'aide des sondes.

Loiseau (1857) présente 26 cas de croup traités par le cathétérisme.

Reybard répète les expériences de Bichat.

Bouchut-O'Dwyer (tubage).

Bouchut (1858) fait connaître et propose le *tubage de la glotte*.

Serullar (1861) pratique l'écouvillonnage du larynx.

Monti, Weinlechner, Stork, Moller, etc., font le cathétérisme pour retarder la trachéotomie.

Schrötter (1876) préconise de nouveaux instruments pour le cathétérisme.

Macewen (1881) laisse à demeure une canule dans le larynx.

D'O'Dwyer à nos jours.

O'Dwyer (1885) présente sa méthode *d'intubation du larynx*.

Mount Bleyer propose des tubes en caoutchouc.

G. de la Mata et Sota y Lastra (1886) essayent la nouvelle méthode américaine.

Gouguenheim et Isch-Wall (1887) recommandent le procédé en France.

Stoerk (1887) imagine des tubes triangulaires et un introducteur spécial.

Waschan (1887), invente des tubes à épiglotte artificielle.

Ranke (1890) rapporte 1924 cas de tubage avec 39 pour 100 de succès.

O'Dwyer (1890) présente les *short tubes*.

Lefferts (1890) fait le tubage chez l'adulte.

Escherich simplifie les instruments d'O'Dwyer.

Egidi (1891) dispose des instruments pour le tubage ouvert à mandrin.

Massei (1891) propose les tubes *géants* pour adulte.

Baer (1892) modifie l'instrumentation d'O'Dwyer.

Dillons-Browm (1892) imagine les tubes à anse pour faciliter l'extraction.

Collin (1893) fait une heureuse modification des instruments d'O'Dwyer.

Gersuny (1893) recommande une pince-ciseau.

Ferroud (1894) présente ses instruments supprimant le mandrin.

Wetherld (1895) propose l'extraction avec l'électro-aimant.

Fischer (1895) fait construire un introducteur spécial et des tubes droits en caoutchouc.

Egidi (1895) fait la deuxième modification des instruments d'O'Dwyer.

Tsakiris (1895) fait connaître ses instruments en aluminium.

Bauer (1897) préconise les tubes courbes.

Perez Avendaño (1897) fait construire à Buenos-Aires des instruments sans mandrin.

Rabot modifie les instruments pour le tubage ouvert et fermé.

Bayle (1899) dispose un introducteur pour le tubage ouvert et fermé.

Sargnon (1899) propose une série de tubes pour adultes.

Froin (1901) présente des instruments pour l'extraction digitale interne.

Egidi (1901) préconise des instruments sans mandrin.

Collet (1901) des instruments disposés pour l'extraction par l'électro-aimant.

Trumpp (1901), un introducteur spécial et des tubes en durite (élastiques)

CHAPITRE II

MODIFICATIONS DE L'AUTEUR

1° Les instruments.

Pendant mon internat à la « Casa de Aislamiento » de Buenos-Aires (1), où j'avais à ma charge le pavillon Bortolazzi destiné à la diphtérie, je conçus l'idée de modifier les instruments d'O'Dwyer et de Collin-Bayeux, les seuls dont nous disposions pour le tubage ; et, après des observations assidues, à la fin de l'année 1897, je faisais construire les instruments dont la description va suivre. Depuis lors, je les ai employés dans toutes mes interventions.

J'avais auparavant fait un grand nombre de tubages, j'avais acquis assez d'habileté pour tuber, je pouvais apprécier consciencieuse-

---

(1) Hôpital exclusivement destiné aux maladies infectieuses ; 400 lits environ, à la charge de l'éminent Pʳ Penna, depuis 17 ans.

ment les avantages et les inconvénients des appareils dont nous nous servions, et c'est à ce moment que je me mis à perfectionner les instruments déjà existants, non seulement dans le but de rendre l'intervention plus facile, plus rapide et plus sûre, mais surtout pour chercher le moyen d'éviter, autant que possible, les dangers et les accidents imputables au tubage.

Cette idée fixe, stimulée par l'étude et une observation constante, m'amena à commencer mes essais, qui ne furent connus que de mes maîtres et de mes camarades d'internat, jusqu'au mois d'octobre 1899, où je présentai mon travail, comme sujet de ma Thèse inaugurale.

Voici la description de mes instruments, construits par M. Collin, qui a su rendre à merveille l'expression de ma pensée :

Un *introducteur-extracteur* (fig. 49), disposé, comme son nom l'indique, pour faire les deux opérations : tubage et détubage.

Cet instrument est composé d'un gros manche, long de dix centimètres et demi, qui permet de l'empoigner commodément. A ce manche s'ajoute une tige fixe qui, à la distance de neuf centimètres, forme une courbe presque en angle droit, qui s'effile à

son extrémité, et à laquelle s'adapte exactement la seconde bran-
che de cette sorte de
pince, jusqu'à environ
quatre centimètres en
arrière de l'axe où elle
se relève, pour former le
levier qui est maintenu
in situ par un ressort
métallique que le pouce
doit faire fonctionner.

Les mors de cette
pince, qui s'effilent afin
de pouvoir pénétrer
dans le tube autant
qu'on voudra, ont une
longueur approximative
de quatre centimètres.
Ils s'ouvrent aussi pa-
rallèlement que pos-
sible, et leur côté ex-
terne est rayé transver-
salement à la lime afin
d'adhérer le mieux pos-
sible à la paroi interne
des tubes. A son côté

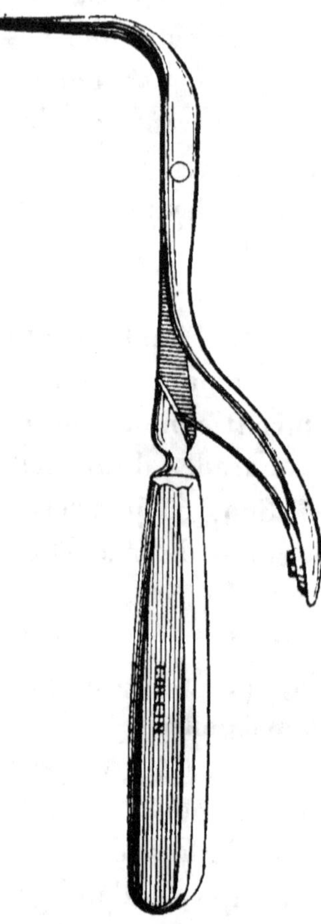

Fig. 49.
Introducteur-extracteur de
l'auteur.

interne, on voit une rainure longitudinale,
destinée à favoriser encore plus le passage de

l'air, lorsque la pince est armée avec le plus petit tube et doit rester presque fermée.

La crainte exprimée par quelques auteurs que cette rayure transversale abîme l'intérieur des tubes n'a pas de raison d'être. Pour ma part, je dirai qu'une série de mes tubes, après trois ans d'usage à peu près constant, est toujours en excellent état ; j'ai dû seulement renouveler la dorure une fois.

L'appareil introducteur se compose de trois pièces qui se démontent très facilement : le manche, auquel est vissée la tige fixe, la branche mobile qui forme le levier, et le petit ressort d'acier. On le monte et on le démonte très rapidement.

Tout près de l'axe de l'instrument, on voit une sorte de gorge (du côté opposé à celui que montre la figure), destinée à faire reposer le fil qui vient du tube, afin qu'il ne touche pas la base de la langue pendant l'opération (voir fig. 56).

Les tubes (fig. 50), diffèrent dans leur conformation extérieure, de ceux d'O'Dwyer et de ceux de Bayeux. D'abord pour la longueur : j'ai pris une moyenne entre ces deux tubes connus, qui sont à mon avis, les uns trop longs, et les autres trop courts.

L'extrémité inférieure est taillée en biseau,

aux dépens du côté droit, afin de pouvoir s'insinuer entre les cordes vocales, et sa pointe est aussi mousse que possible. Le mandrin est supprimé.

On remarquera, à première vue, que la tête n'a pas la même disposition que celle des anciens tubes d'O'-Dwyer. Elle est bien différente :

Dans les tubes précédemment cités, les faces supérieure et inférieure de cette tête sont convexes et très bombées, tandis que dans les miens, la face inférieure est plate et oblique de haut en bas, afin que le tube descende davantage dans le la-

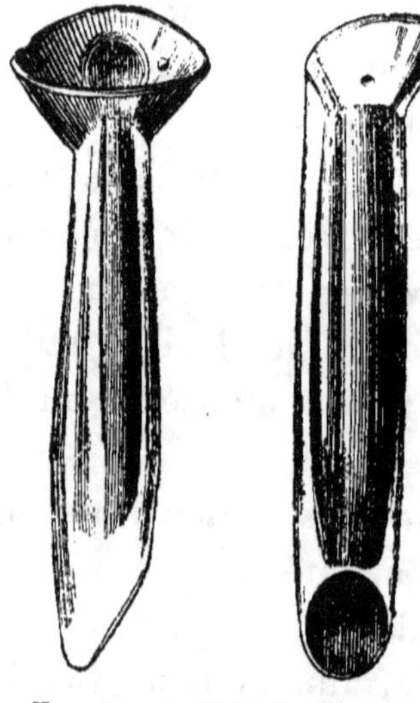

Fig. 5o. — *Tube de l'auteur.*
(Vu de face et de profil.)

rynx ; la face supérieure est creusée, formant une espèce de petite cuvette, destinée à faciliter le *repêchage* du tube, opération que nous étudierons plus loin.

A gauche de la tête, il y a, comme d'ordinaire, un orifice pour passer le fil. Les tubes, dont la lumière a été considérablement augmentée, sont en métal, d'une seule pièce, et recouverts d'une couche d'or d'une ligne d'épaisseur (1).

Ils sont bien plus légers, non seulement que les tubes longs d'O'Dwyer, mais encore que les tubes courts de Bayeux (exception faite pour le quatrième tube). Voici le tableau comparatif des poids :

TUBE	O'DWYER	BAYEUX	PEREZ AVENDAÑO
I	$4^{gr},25$	$3^{gr},00$	$2^{gr},80$
II	5 00	3 90	3 90
III	7 80	5 15	4 85
IV	9 80	6 15	6 90
V	13 45	9 95	8 30
VI	16 05	11 85	8 95

Graduation des tubes. — Pour opérer le plus vite possible, et éviter la perte de temps nécessaire à la mensuration des tubes, j'ai supprimé la règle métallique graduée, et l'âge correspondant à chacun peut se lire sur le tube même, au-dessous de la tête. L'échelle

---

(1) Le métal employé par M. Collin est un amalgame d'étain, de manganèse et de cuivre rouge qui devient très dur, compact et facile à polir.

que je préconise, intermédiaire à celles d'O'D-
wyer et de Bayeux est basée sur mes observations personnelles.

Les dimensions du larynx différant plus
qu'on ne le croit d'un enfant à un autre du même
âge, on ne peut pas prétendre établir une
graduation absolue. Une échelle peut seulement donner la clef, servir de guide, et j'ai
pensé que le plus avantageux, étant donné les
contingences possibles de la pratique, serait
d'offrir l'indication exacte du tube minimum
(et non maximum) comme taille, à employer
dans chaque cas. Les recherches poursuivies
dans ce but m'ont permis de formuler l'échelle
suivante :

N[os] DES TUBES	AGES CORRESPONDANTS
I	de 0 mois à 1 an
II	de 1 an à 2 ans
III	de 2 ans à 5 ans
IV	de 5 ans à 7 ans
V	de 7 ans à 9 ans
VI	de 9 ans à 12 ans

En ce qui concerne *l'ouvre-bouche* (fig. 51
et 52), la modification que j'y ai apportée est de

l'avoir coudé et d'avoir disposé la désarticulation complète et rapide des quatre pièces dont il se compose, ce qui permet une rigoureuse asepsie.

Les deux figures ci-jointes donnent une idée exacte de l'ouvre-bouche que je propose.

Il est extrêmement solide et, une fois mis en

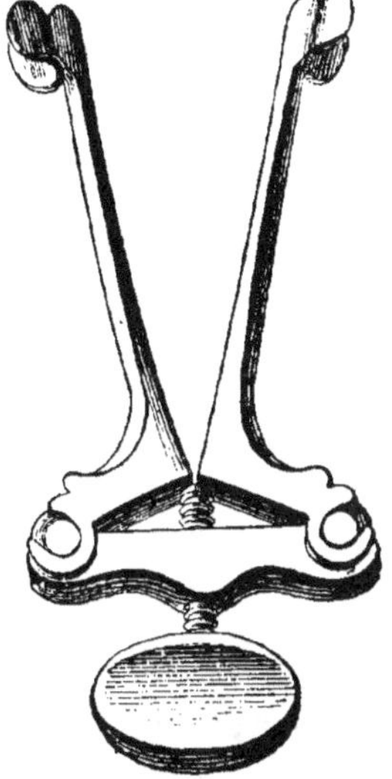

Fig. 51.
Ouvre-bouche de l'auteur
(de face).

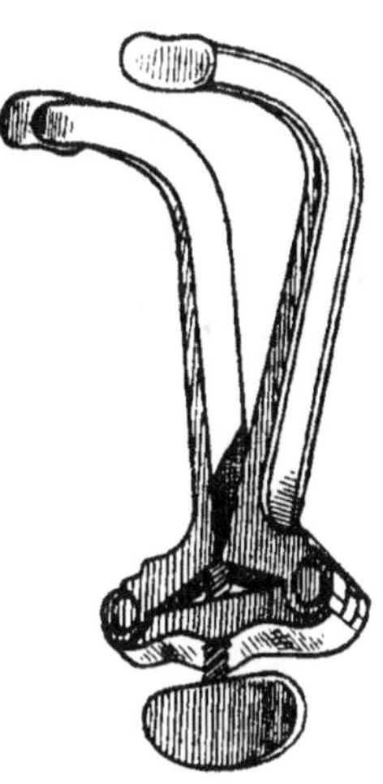

Fig. 52.
Ouvre-bouche de l'auteur
(de profil).

place, ses branches ne dérapent pas. Aussi est-il tout indiqué pour le tubage chez l'adulte. Le pas de vis est fait de manière à permettre de séparer suffisamment les branches de l'ouvre-bouche, en un ou deux tours de vis. Les instruments que je pro-

pose sont renfermés dans une petite boîte
métallique très portative.

2° *Avantages*
des instruments de l'auteur.

Nous allons étudier ce point, passant en
revue nos modifications, et les comparant aux
principaux types d'instruments connus. Notre
boîte à tubage, comme on peut le remarquer,
constitue l'idéal de la simplicité ; dans la litté-
rature du tubage on ne trouve pas d'autre instrumentation plus simplifiée que la nôtre.

Les appareils étant encore à peu près inconnus (1), l'opinion ne s'est pas prononcée sur
la supériorité que je leur accorde.

Comparée aux instruments d'O'Dwyer et
de Collin-Bayeux, je trouve mes modifications
avantageuses :

1° A cause de la simplicité des appareils
qui simplifient le manuel opératoire, et qui
rendent l'intervention plus sûre et plus rapide ;

2° Par la suppression du mandrin, pièce
métallique dangereuse, qui rend extrêmement

---

(1) Cela tient à ce que mes instruments, bien que présentés il y a deux ans à la Faculté de médecine de Buenos-
Aires, n'ont été livrés que tout récemment à M. Collin
qui vient d'en établir la première série.

difficile le déclanchement du tube engagé dans le larynx ;

3° Par la disparition du danger d'asphyxier l'enfant si l'opération se prolonge un peu, attendu que, pendant toutes les tentatives, il peut respirer librement à travers le tube ;

4° Par la lumière des tubes, qui a été considérablement agrandie, et par leur complète stabilité dans le larynx ;

5° Parce que mes tubes, étant plus courts que ceux d'O'Dwyer, et plus longs que ceux de Bayeux, arrivent à franchir la partie inférieure du larynx, sans trop descendre dans la trachée, chose importante pour l'extraction du tube par énucléation ou par manœuvres externes. Il est assez difficile, en effet, de presser et de faire monter le tube de Bayeux, principalement chez des enfants au-dessus de cinq ans, parce qu'on se heurte aux cartilages du larynx ; tandis que, pour opérer avec les tubes longs d'O'Dwyer, il faut au contraire, descendre beaucoup trop ;

6° Par l'ouvre-bouche, plus puissant et bien plus commode que celui de Denhard, ou le baillon qui accompagnait les boîtes d'O'Dwyer ;

7° Par l'asepsie très facile à réaliser de ces instruments ;

8° Enfin par leur prix peu élevé.

Mes instruments ayant une grande similitude avec ceux du Dr Ferroud (de Lyon), je vais maintenant établir entre eux un parallèle.

Comme on peut en juger par les descriptions antérieures, mon *introducteur-extracteur* est beaucoup plus simple : il se démonte instantanément en trois pièces, tandis que celui de Ferroud en comprend six, et possède une crémaillère, accessoire qui me semble inutile et parfois gênante, suivant l'avis d'auteurs tels que Rabot, Tsakiris, Sargnon. Les différentes pièces de la pince proprement dite expliquent que la prise du tube, au moment de faire l'extraction, n'est pas tout à fait solide.

Quant à mes tubes, je leur ai donné une coupe en biseau à leur extrémité inférieure, aux dépens du côté droit (plaçant le tube en position, tête en arrière) contrairement à ce qu'avait fait M. Ferroud, et que j'ignorais complètement. Mes maîtres mêmes ne connaissaient pas encore l'existence des instruments du médecin de Lyon.

J'avais besoin que la pointe du tube fût disposée de manière à s'insinuer et à pénétrer d'elle-même facilement entre les cordes vocales, presque toujours très distendues, et cela me fit concevoir et exécuter cette coupe en biseau qui me semble très pratique, et qui permet (chose importante) grâce à son obliquité, d'écarter graduellement la fente glottique sans possibilité de traumatisme.

Maintenant, vis-à-vis des tubes similaires de M. Ferroud je dois défendre la direction du biseau en sens contraire que j'ai donnée aux miens. Au moment de tuber, c'est l'index gauche de l'opérateur qui est dans la cavité buccale, abaissant l'épiglotte et à la porte, ou pour mieux dire, dans le vestibule du larynx; une fois l'*introducteur-extracteur* armé du tube correspondant, c'est l'extrémité du biseau qui glisse contre la face latérale externe de cet index. La pointe du tube arrive ainsi jusqu'à la glotte, où le doigt occupe momentanément la place où cette pointe doit pénétrer.

Avec ce biseau on arrive, aidé par le toucher, à l'insinuer mathématiquement entre les cordes vocales.

M. Ferroud, préférant la coupe aux dépens du côté gauche (contraire à la mienne), prétend que, à cause de la voûte que forme la langue et à cause de la présence de l'index gauche dans l'espace sus-glottique, ce qui diminue considérablement le champ opératoire, le tube n'est jamais dirigé verticalement, ni même exactement au niveau de la ligne médiane de la bouche et du pharynx, mais, au contraire, toujours incliné à la droite de l'opérateur. Il ajoute encore que la pointe, s'inclinant à gauche, devient verticale et va coïncider avec l'axe de la glotte.

Sur ce point, je ne suis pas de l'avis de mon confrère. Je conviens, bien que cela ne doive pas arriver, que le tube, et avec lui l'appareil, peuvent s'incliner à gauche, mais c'est toujours une mauvaise manœuvre qu'on doit éviter. En outre, dans aucun cas, on ne peut douter de la supériorité d'exactitude que donne le tact de l'index (par sa face externe), sur lequel glisse l'extrémité de mes tubes qui va s'insinuer.

Peut-être, pourra-t-on soutenir qu'un tube sans mandrin, et de cette forme, peut blesser. Je ne le crois pas, ajoutant que cette pointe étant bien mousse, il n'y a rien à craindre. D'autre part, avec M. Segura, laryngologiste bien connu à Buenos-Aires, nous avons fait plusieurs examens, — j'ai fait aussi bon nombre d'autopsies de larynx, — et jamais je n'ai constaté aucune lésion.

M. Ferroud n'a pas changé sensiblement la tête des tubes connus. Par contre, les modifications que j'apporte à cette partie sont très importantes, et elles répondent à une étude spéciale. Dès les premières intubations que je fis, la difficulté, quelquefois même l'impossibilité que les enfants tubés éprouvaient à ingérer les liquides, attira mon attention, et me fit faire des observations sur le cadavre.

Là, sur des larynx isolés ou *in situ*, je pus me rendre compte que la face inférieure, bombée, de la tête des tubes anciens l'empêchait de descendre suffisamment pour que l'épiglotte, pendant la déglutition, s'adaptât convenablement sur les replis du vestibule laryngé et permît d'éviter la filtration du liquide et la provocation de nausées et de la toux (voy. fig. 58).

Je me souviens encore d'individus chez lesquels un processus bacillaire ou spécifique avait détruit l'épiglotte, et qui néanmoins avaient de grandes facilités pour la déglutition (1), ce que je m'explique par ce fait que le larynx, au moment du passage des aliments, subirait une contraction, une sorte de spasme,

---

(1) C.-J. EBERTH, dans les *Archiv f. pathol. Anatomie* (Berlin, 1868), fit connaître quelques cas d'individus qui mangeaient et buvaient très bien sans avoir d'épiglotte et un autre cas, où seule l'autopsie révéla le manque d'épiglotte chez un sujet qui l'avait ignoré toute la vie.

qui suppléerait à l'absence de l'opercule ; mais ce phénomène ne peut se produire quand il y a un corps étranger, le tube.

La seule argumentation possible pour expliquer la difficulté de la déglutition était donc l'imparfaite adaptation de l'épiglotte. C'est pourquoi j'ai modifié la partie inférieure de la tête du tube, la faisant non bombée, mais plate, excavant même sa partie supérieure. Cette double disposition permet au tube de s'enfoncer un peu plus et à l'épiglotte de remplir le rôle de valve obturant exactement l'orifice glottique.

Toutes ces déductions théoriques et d'amphithéâtre me furent confirmées dans la pratique, et depuis lors, tous les enfants, sauf de rares exceptions, prirent les aliments liquides et solides assez facilement, tandis que ces mêmes enfants, tubés avec les tubes de O'Dwyer, Bayeux ou Ferroud, s'étouffaient dans des accès de toux.

La partie supérieure de la tête (fig. 5o), qui n'est pas bombée, comme je le disais plus haut, mais légèrement creusée, forme une espèce de cuvette, dont le fond correspond au trou-lumière du tube. Cette disposition facilite avec succès l'extraction avec la pince, le *repêchage* du tube.

Dans les tubes à surface convexe, bombée pour ainsi dire, la pointe de l'extracteur, qui généralement ne tombe pas tout de suite dans l'orifice du tube, dévie irrémédiablement en dehors, l'opérateur presse sur le ressort croyant avoir *repêché* le tube, et ne réussit qu'à pincer, quelquefois même à blesser les alentours du larynx. Avec la disposition concave indiquée, dès que la pointe de l'*introducteur-extracteur* arrive au fond et touche le corps métallique, *elle se trouve pour ainsi dire amenée vers le centre,* et pénètre dans le trou-lumière.

Cela permet de faire bien et rapidement le *repêchage* qui, avec les autres tubes (ceux qui l'auront tenté auront pu s'en rendre compte), est très pénible et fatigue le patient. Mais il convient de se familiariser avec cette opération qui, dans quelques cas, — une trachéotomie antérieure par exemple, — sera la seule possible à faire. D'un autre côté, mes tubes permettent et facilitent par leur lon gueur l'énucléation de M. Bayeux.

DEUXIÈME PARTIE

CHAPITRE I

TECHNIQUE DE L'INTUBATION

La technique de l'intubation comporte la connaissance la plus complète de deux opérations : l'introduction du tube, *tubage* proprement dit, et son extraction, c'est-à-dire le *détubage*.

Pour réussir l'une et l'autre, il faut être adroit, habile, leste, afin d'effectuer ces opérations en quelques secondes.

1º DU TUBAGE

Considérations générales

Acquérir l'habileté de *tuber* n'est pas difficile et néanmoins les insuccès, parfois répétés, désespèrent les commençants. Cela s'explique : séduits par la simplicité de la méthode, que la pratique de l'opérateur rend plus saisissante, les médecins et les internes se décident à tuber, sans se donner la peine auparavant de se rappeler les rapports anatomiques, et presque toujours ils tombent dans l'œsophage.

Je conseillerai de suivre mon exemple qui, je dois le dire, m'a permis de tuber dès ma première tentative. J'ai disséqué à l'amphithéâtre un larynx avec l'œsophage et le pharynx adjacents, ainsi que la langue, et, sur ces pièces, vérifiant de près les relations anatomiques, je guidais à volonté un tube d'O'Dwyer jusqu'à le mettre en place. D'autre part, et n'ayant pas encore tubé, chaque fois que je visitais les malades de notre service, je m'ingéniais chez les enfants tubés, à introduire mon index gauche jusqu'à la glotte, afin de *mettre dans mon doigt*, comme dit M. Sevestre, la sensation de ces régions où seul ce doigt doit servir de guide ; et après tous ces essais je commençai à tuber sans insuccès.

C'est ainsi que je me rendis compte de la cause de fréquents échecs, que je vis de près comment se produisent les manœuvres mal comprises, et que j'étudiai la meilleure technique à employer pour cette intervention.

Exercices sur le cadavre.

Tuber sur le cadavre n'est pas, je crois, avantageux : les tissus sont rigides et habituent l'index à une fausse sensation ; de plus ces exercices sont vraiment désagréables. Mais ce que je proposerai, l'ayant pratiqué, c'est de s'exercer sur le cadavre, quelques moments après la mort, avant que la rigidité l'envahisse : chose seulement possible à un interne d'hôpital. Dans ce cas, l'index-guide éprouve à peu près les mêmes sensations que sur le vivant.

Exercices sur des chiens.

Quelques auteurs ont conseillé de pratiquer le tubage sur des chiens anesthésiés. Je ne pense pas que la pauvre bête puisse servir à un apprentissage fructueux. De plus, l'anatomie de la région (1) n'est pas tout à fait pareille à celle de l'homme ; d'autre part, il

---

(1) Si l'épiglotte, par sa consistance et par le fait d'être largement implantée, ressemble à celle de l'enfant, par contre, les dimensions réduites et l'implantation oblique des cordes vocales constituent des différences très appréciables.

faudrait pour cela des appareils spéciaux, car je ne crois pas que la longueur et le rayon de courbure ordinaires de l'introducteur soient en relation avec la conformation de la *bouche* de l'animal, principalement chez ceux dont le museau est extrêmement allongé. Il faudrait même choisir le chien.

Exercices sur des mannequins.

Les laryngo-fantômes ont été vantés par leurs auteurs et par beaucoup de praticiens comme un excellent moyen pour arriver à bien tuber. On a décrit deux de ces appareils :

Le modèle autrichien, de M. Schlossareck (de Vienne), est un mannequin à bouche ouverte, pourvu d'un larynx et d'une langue de caoutchouc élastique.

Le modèle allemand a été proposé par M. Heubner (de Berlin); il a l'avantage d'être à la portée de tous les étudiants. Tout se réduit à enlever d'un cadavre d'enfant, en une seule pièce, la langue, le larynx et la trachée (à peu près jusqu'à l'empreinte thyroïdienne), l'œsophage, le pharynx et la plus grande partie du voile du palais. On fixe l'ensemble à une charpente en liège, ce qui permet d'attacher les différentes parties pour reconstituer le plus fidèlement possible toutes ces régions.

Si l'on veut, on peut disposer ladite charpente à l'intérieur d'un laryngo-fantôme ordinaire. Une fois la séance finie, la pièce anatomique est plongée dans une solution conservatrice.

Au point de vue pratique, je dois dire qu'entre un laryngo-fantôme de cette nature et le cadavre même, il n'y a pas une très grande différence. Néanmoins je reconnais qu'ils sont très utiles à un maître pour rendre plus compréhensible son exposé, principalement s'il a affaire à des élèves qui n'ont pas de notions de la méthode.

En résumé, je crois que l'on ne doit pas tuber avant de s'être exercé d'une manière ou d'une autre. Sinon on s'expose, non seulement à se lasser du procédé, par l'impossibilité de réussir, mais encore à être témoin d'accidents que nous étudierons plus loin et dont les conséquences peuvent mettre la vie du patient en danger.

Faute de cette éducation, une intervention qui, je l'ai déjà dit, doit se faire en quelques secondes (étant donné surtout qu'on emploie les tubes à mandrin), sera prolongée considérablement.

Il est vrai qu'il y a des auteurs qui disent avoir réussi dès la première fois, sans exercices préalables, mais ce n'est pas la règle. Le tubage est une opération facile mais qui demande un petit apprentissage.

La durée de l'opération.

On a beaucoup discuté sur la durée de l'opération, sur le maximum et le minimum de temps nécessaires pour faire un tubage.

On ne peut pas, évidemment, régler ce temps, les cas changeant, et avec eux les différentes modalités que doit subir l'opération.

S'il n'y a pas de spasmes qui exigent une attente inévitable — et c'est la réserve obligatoire — l'opération proprement dite doit se faire dans un clin d'œil ; je la comparerai volontiers au cathétérisme de l'urètre, dans lequel, s'il n'y a pas de rétrécissement, la sonde passe vite et en un temps à peine appréciable ; dont, au contraire, si le rétrécissement existe, personne ne peut prévoir la durée. Une chose exactement pareille se passe dans le tubage dans les cas de spasmes qui sont assez fréquents.

M. Trumpp exagère en disant qu'un tubage dure de 2 à 3 minutes (c'est le temps qu'employa Bouchut dans sa première intervention`, et une minute quand on est très exercé. M. Chaillou est plutôt dans le vrai, en disant que le tubage bien fait (il ne fait pas de réserves) ne doit pas durer plus de 10 à 15 secondes, à compter de la mise en place de l'ouvre-bouche.

De l'éclairage.

Quelques auteurs s'occupent de l'éclairage comme d'une chose importante pour mieux réussir l'intervention. Le tubage du larynx étant une *opération aveugle*, il n'y a pas à se préoccuper de la question lumière, dont je ne blâmerai pas plus l'excès que je ne préconiserai la pénurie.

Et ici trouve place un incident de ma vie professionnelle que je n'oublierai pas facilement : dans un petit coin perdu de province, à quelques centaines de kilomètres de Buenos-Aires, là où la misère et l'ignorance vont se tenant par la main, j'avais décidé le tubage chez une petite fille de 4 ans et demi, atteinte de croup diphtérique.

Il était 11 heures du soir ; l'enfant immobilisée, je commence l'opération. Un coup de vent s'engouffre par une des fenêtres de la hutte chétive. La bougie agonisante s'éteint, et je dus finir l'intervention dans la plus complète obscurité. La bougie rallumée permit aux parents, à leur grand étonnement, de constater que l'infortuné médecin avait mené à bonne fin l'opération sans lumière.

Du laryngoscope.

On a prétendu ériger en méthode le tubage à l'aide du laryngoscope. C'est une prétention ridicule.

Tous les médecins d'enfants savent par expérience personnelle ce que sont ces petits malades ; ajoutez à cela la difficulté physique de l'examen laryngoscopique chez les tout petits sujets, l'apprentissage que demande le maniement du miroir laryngien, la hâte qu'on a presque toujours de conjurer un état asphyxique, etc., et tout cela dira bien éloquemment pourquoi l'on préfère l'*opération aveugle* à l'*opération à yeux ouverts* telle que la rend la laryngoscopie.

Antisepsie. Asepsie.

1º *Des instruments.* — L'antisepsie des instruments est indispensable.

A l'hôpital on emploie l'étuve sèche ou la

stérilisation par une longue ébullition (solution de soude au centième).

Dans la clientèle privée, on n'a d'autre ressource que de faire bouillir les instruments, et, si on n'a pas le temps ou la commodité de le faire, on se contentera de les aseptiser dans une solution d'acide phénique à 40 pour 1000. En dernier ressort, on pourra recourir au flambage des tubes et des instruments.

D'autre part, il est tout indiqué que le médecin ait ses instruments stérilisés dans une boîte en métal ; on évitera ainsi tout fâcheux contretemps.

Il serait d'une bonne pratique de ne jamais préparer un seul tube, mais au moins trois : celui qui correspond à l'âge de l'enfant et les deux immédiats, le plus grand et le plus petit. De cette façon on est assuré contre les surprises et les cas inprévus.

Je ne conseille pas l'emploi de l'éther salolé pour la désinfection des instruments. L'éther disparaissant par l'évaporation, la couche, mince je le veux bien, de salol qui reste à la surface (intérieure et extérieure) des tubes, les ternit et peut être le point de départ d'incrustations et d'obstructions.

2° *De l'opérateur et des aides.* — En ce qui concerne l'antisepsie de l'opérateur, je dirai qu'elle ne doit pas être négligée ; une désinfection légère pour le moins s'impose.

Quant aux aides, cette désinfection n'est pas nécessaire ; personne ne peut aider directement et efficacement l'opérateur tant que durent ses tentatives.

3° *Du champ opératoire.* — On a insisté sur l'antisepsie du champ opératoire. Ceux qui sont partisans du tubage précoce n'auront peut-être pas de peine à le faire, mais ceux qui préfèrent intervenir seulement quand le tirage est menaçant (et c'est le plus grand nombre) doivent y renoncer.

Quand on pourra faire l'antisepsie on la fera, sans y attacher une grande importance. Dans la pratique courante c'est une précaution qu'on néglige, même à l'hôpital.

Il est bien entendu que, dans le cas d'une forte angine concomitante, on devra tâcher de nettoyer un peu la gorge, pour écarter le risque de boucher le tube dès l'entrée avec une pseudo-membrane, précaution d'autant plus importante si on travaille avec des instruments sans mandrin.

De l'anesthésie.

Après Caselberry (de Chicago) quelques

auteurs ont parlé de l'utilité de faire une anesthésie préalable de la région glottique par des badigeonnages avec une solution à 5o pour 1oo de chlorhydrate de cocaïne.

C'est absolument inutile; d'autre part ces badigeonnages pourraient réveiller des spasmes laryngés, qui rendent, comme on sait, l'opération difficile.

J'en dirai autant de l'emploi du chloroforme ou de l'éther, afin de faire l'opération sous l'anesthésie, ainsi que cela aurait eu lieu aux États-Unis.

Du fil de sûreté.

Dans les services des hôpitaux, les tubes laryngés sont toujours munis de leur fil correspondant. Ce fil est en soie tordue ou plate, préalablement stérilisée, ou stérilisée avec les instruments, point important si on se résoud à laisser le fil à demeure.

On préfère la soie parce que les deux chefs qui sont dans la bouche, mouillés par la salive, ne s'accolent pas et ne peuvent s'entortiller.

Le fil doit avoir o^m,7o au moins de longueur. Il est passé par le trou *ad-hoc* de la tête du tube, en égalisant les deux extrêmes, et faisant un nœud à volonté. Ce nœud, indispensable quand on veut conserver le fil, devient superflu lorsqu'on va le retirer de suite. Il y a des auteurs qui recommandent, dans le premier cas, de faire un nœud tout près de la tête du tube, pour empêcher le fil de couler. Le nœud coulant qu'on voit dans le tube de Baer (fig. 29) n'est pas pratique.

Quand on possède une grande pratique du tubage, on peut se permettre d'intuber sans fil, mais pour cela on devra se servir d'introducteurs semblables aux miens, avec lesquels on est maître de détacher le tube au moment voulu. Mais il ne faut jamais employer d'instruments à mandrin, avec lesquels le tube pourrait se détacher pendant les tentatives, chose qu'il convient d'éviter.

Somme toute, cette pratique n'est pas recommandable : si je l'ai suivie quelquefois quand j'étais interne, je ne le ferais plus aujourd'hui.

Le patient, l'opérateur et les aides.

La position à donner à l'enfant, et celle que doivent prendre l'opérateur et ses aides, est toujours semblable, quels que soient les instruments avec lesquels on va tuber.

Différentes positions proposées.

M. Sevestre, ainsi que quelques auteurs très compétents en matière de tubage, demandent trois aides. Le premier contient les pieds et les bras de l'enfant, le second maintient seulement la tête et le troisième s'occupe de l'ouvre-bouche. C'est la position adoptée dans les hôpitaux de Paris. Cela me semble un luxe de personnel absolument inutile, les aides se gênant réciproquement.

D'autres auteurs, au contraire, parmi lesquels Trumpp, Gillet, etc., vont jusqu'à conseiller l'immobilisation de l'enfant par un seul aide. C'est une immobilisation très défectueuse à laquelle on ne recourra qu'en dernier ressort (Voy. page 201).

M. Variot, dans son ouvrage « La diphtérie et la sérumthérapie », adopte la position et la distribution des aides telles que les indique M. Bayeux, et dans lesquelles l'aide qui main tient la tête de l'enfant, maintient aussi, avec un doigt, l'ouvre-bouche contre la joue.

Heubner croit qu'il est plus facile de tuber l'enfant étant couché, les bras relevés sur la tête. Je ne l'ai jamais tenté.

M. Gillet dit qu'on peut immobiliser l'enfant assis dans son lit, calé en arrière par une pile d'oreillers, etc., etc. Ce n'est pas du tout recommandable.

Position proposée par l'auteur.

J'ai essayé presque toutes les positions, et je n'hésite pas à conseiller celle que je vais décrire, qui diffère des autres, et qui a été adoptée depuis longtemps à la « Casa de Aislamiento », de Buenos-Aires. Elle donne au patient une immobilisation parfaite : il ne peut pas bouger ; elle permet à la tête de l'enfant de former un angle invariable, presque droit avec le tronc, angle que le second aide, suivant la disposition indiquée par d'autres auteurs, doit s'efforcer de conserver, puisque c'est lui qui facilite l'accès de la glotte.

Notre position demande exclusivement deux aides. Un coup d'œil sur la planche ci-après (fig. 53) rend superflue toute description. Néanmoins, la voici en quelques mots :

Premier aide. — L'infirmière doit prendre

l'enfant et l'envelopper dans un drap plié qui l'emprisonne doucement, et empêche tout

mouvement des bras et des mains. Les jambes, enfermées dans le même drap, seront immobilisées entre celles de l'in-

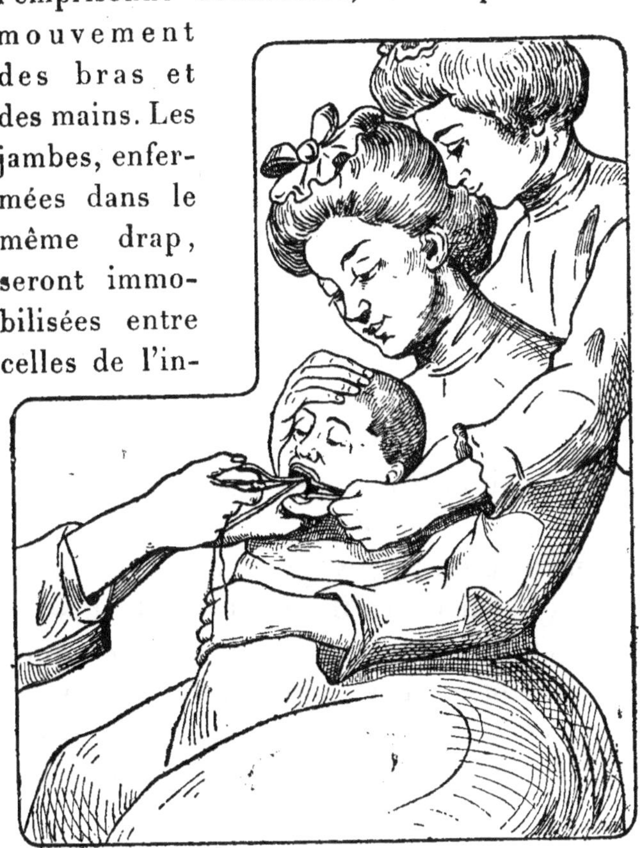

Fig. 53. — Immobilisation de l'enfant (proposée par l'auteur).

firmière, qui devra s'asseoir sur un siège sans bras, très commodément. Dans la clientèle c'est le médecin qui doit envelopper l'enfant.

M. Ferroud, dans sa remarquable thèse (1), donne à ce premier aide un conseil qui n'est pas à dédaigner, c'est-à-dire : « d'étendre, en « manière de tablier, une toile imperméable sur « ses genoux et ses cuisses, car parfois le ma-« lade, faute de pouvoir se défendre plus noble-« ment, n'hésite pas à embrener qui le tient « pour lui faire lâcher prise. »

Le bras et la main gauches de l'infirmière, passés à la hauteur de l'hypogastre ou un peu plus bas, afin de ne pas gêner la respiration, maintiennent l'enfant. Sa main droite s'appuiera exclusivement sur le front du patient qu'elle maintiendra avec force contre sa poitrine ; voilà le rôle du *premier aide.*

L'infirmière ne doit pas exercer une trop forte pression sur le thorax de l'enfant, sous peine d'augmenter la dyspnée. Dans le même but, au moment d'emmaillotter l'enfant on ne doit pas croiser sur la poitrine ses petits bras, mais les fixer le long du corps. Autrement, ils pourraient même gêner l'opérateur.

Que si, dans la crainte d'augmenter la dyspnée ou de gêner la respiration, quelqu'un refusait la position que nous indiquons, il aurait grandement tort ; d'abord parce qu'on

----

(1) L'intubation du larynx, etc. *Thèse de Lyon,* 1894.

peut recommander à l'aide d'éviter cette pression inutile autant que nuisible, et ensuite parce que, même dans ce cas, si l'opération est bien faite (réserve toujours à faire) elle doit être terminée avant que le malade ait eu le temps de faire deux ou trois inspirations.

La personne qui joue le rôle de premier aide doit se préoccuper de ne pas renverser en arrière la tête de l'enfant, parce que cela facilite la pénétration du tube dans l'œsophage et nullement dans le larynx.

Le drap qui enveloppe l'enfant est indispensable, car il empêche le patient de se débattre et devenir victime, peut-être, de ses vigoureux mouvements de défense.

Jamais, malgré ce que conseillent M. Chaillou et d'autres, on ne devra songer à fixer avec des épingles de nourrice la couverture ou le drap, sous prétexte de mieux emmailloter l'enfant. C'est une mauvaise pratique, plus regrettable encore si une syncope venait à se produire.

Dans ce cas, principalement dans la clientèle privée, tout est confusion et on doit incontinent procéder à la respiration artificielle ; or dans la hâte, hélas ! les dites épingles de nourrice disparaissent, on ne les retrouve pas, le temps court, l'enfant meurt.

Un drap ou une couverture de laine pliée peut enrouler deux fois l'enfant et cela suffit.

Deuxième aide. — Le deuxième aide doit se placer à la gauche du premier (fig. 53), c'est-à-dire du côté même où il devra introduire l'ouvre-bouche, — sa préoccupation exclusive. Les augets des branches de celui-ci s'appuieront sur les molaires supérieures et inférieures, le corps de l'appareil étant maintenu contre la joue avec une main.

Si l'enfant n'a pas de molaires, on placera l'ouvre-bouche sur les gencives, à l'endroit qui leur correspond, et, comme toujours, le plus près possible de l'angle du maxillaire, au niveau de la première ou de la deuxième molaire. Cette précaution a pour but de laisser le champ libre à l'opérateur qui doit travailler à la droite de la cavité buccale.

Lorsque l'enfant n'a pas de dents, je conseillerai de ne pas poser l'ouvre-bouche : c'est du temps perdu. L'index gauche, en s'insinuant et en pressant sur la base de la langue suffit pour maintenir la séparation nécessaire des deux mâchoires.

Le deuxième aide doit porter toute son attention sur les branches de l'ouvre-bouche, parce qu'il arrive fréquemment, quand on néglige ce point si délicat, qu'un des augets dérape des molaires, soit en dedans, soit en dehors, blessant la voûte du palais ou les gencives, et en tout cas rendant inévitable une morsure féroce au doigt gauche de l'opérateur (2 obs. personnelles).

Cet aide ne devra pas trop écarter les branches de l'ouvre-bouche qu'il maintient : j'ai pu constater chez des enfants qui parlaient, que, pendant plusieurs jours après le tubage, ils éprouvaient une douleur localisée dans le condyle de la mâchoire, due indubitablement à l'angle de séparation excessif que par ignorance, on prétendait obtenir. Cette manœuvre pourrait même produire une luxation du condyle. C'est pour ce motif que je conseillerai de placer *soi-même* l'ouvre-bouche, et de le confier ensuite à l'infirmière, sauf si l'opérateur est assisté d'un aide compétent et exercé.

De l'opérateur.

L'opérateur doit s'asseoir commodément devant le patient, non sur une chaise plus basse que celle du premier aide, comme le conseillent Variot, Sevestre, etc., mais au contraire, un peu plus haute, si possible. Ainsi il domine mieux le champ opératoire,

et évite une position forcée du bras droit dans
la dernière partie du second temps de l'opération.

Préliminaires.

Avec les premiers appareils sans mandrin
d'O'Dwyer, Collin-Bayeux, etc., et les nouveaux avec mandrin de Ferroud, Tsakiris,
Froin, et les miens, les procédés d'intubation
diffèrent. Pour la description de la technique
qui varie également, nous prendrons, comme
type des anciens instruments, le modèle Collin-Bayeux, et, pour les nouveaux, les miens,
non sans rappeler les autres, et en faisant remarquer leurs bonnes qualités.

Tout étant bien disposé, la cuvette contenant les instruments préalablement stérili-
sées, on est en condition de commencer l'o-
pération.

On choisit le tube correspondant à l'âge
du malade, on le fixe à l'introducteur, si l'on
emploie des instruments à mandrin, et on
lubrifie celui-ci avec de l'huile mentholée afin
d'aider à son extraction. Extérieurement, le
tube n'a pas besoin d'être lubrifié sous prétexte de faciliter l'entrée dans le larynx, d'où

l'inutilité de se procurer de l'huile quand on travaille avec les tubes sans mandrin.

De l'ouvre-bouche.

Dès que le tube est prêt, il faut placer l'ouvre-bouche, chose quelquefois difficile, car il arrive que l'enfant, indocile ou effrayé par les préparatifs, refuse tenacement de séparer ses mâchoires, ce qu'on observe fréquemment chez des malades qui ont subi à plusieurs reprises des tentatives de tubage.

Dans ce cas, il faut s'armer de patience, et s'ingénier, soit en leur pinçant le nez, soit en leur introduisant le manche d'une cuiller entre les molaires, à arriver à la base de la langue, où une légère pression provoque le réflexe qui leur fait instantanément ouvrir la bouche.

Dans des cas extrêmes on peut recourir à une petite manœuvre qui m'a toujours réussi : c'est d'insinuer le manche d'une petite cuiller à café (1) par l'espace rétro-molaire, chose facile chez l'enfant à cause de la place qu'il présente à cet endroit. Dès que le bout de la

---

(1) On peut aussi dans ce but employer un stylet ou une pince à forcipressure garnie de ouate. (Heyman, *Thèse de Paris*, 1897).

cuiller presse la base de la langue, une nausée se produit qui fait séparer les mâchoires : on a triomphé de la résistance ou de l'indocilité de l'enfant. C'est à ce moment que, sans perdre de temps, on introduit l'ouvre-bouche, tout en se rappelant les indications données.

Une fois que les deux *augets* chaussent les molaires, un tour donné à la vis de l'ouvre-bouche (fig. 51, 52) suffit à écarter les mâchoires. Avec l'ouvre-bouche de Denhard, et veillant toujours à ce que les molaires portent bien sur les augets, on rapproche doucement les leviers que la crémaillère *ad hoc* maintient écartés.

J'ai l'habitude, et je conseille de la suivre, de garnir chaque auget d'un petit morceau de tube à drainage ordinaire, en caoutchouc, et que l'on jette après l'opération. Cette précaution a pour but de rendre moins rude le contact de l'instrument métallique, d'empêcher le glissement des molaires, et d'éviter la possibilité du dérapage.

Des cas comme celui rapporté par M. Chabry, en 1895 (1), où l'on voit mourir le patient par l'impossibilité de lui faire écarter les mâchoires, sont extrêmement exceptionnels.

------

(1) *Journal de Cliniq. et de Thérap. infant.* n° 2.

Montage de l'introducteur.

La disposition de la partie tubaire de mon introducteur, sans point d'arrèt, comme celui de M. Froin, permet d'enfoncer le tube autant qu'on voudra ; le mien sert, par cela même, à tous les âges et peut affronter toutes les anomalies (voûte du palais très basse, par exemple) de la cavité buccale. Il en résulte que les pointes ou mors de la pince pénètreront dans le tube à volonté, selon les âges, les tubes, et les différents cas.

Avec les autres appareils, le tube a une place fixe qui ne peut pas varier.

L'opération.

Je décrirai à l'intubation proprement dite deux temps seulement, et non trois comme le font quelques auteurs, entre autres Martin et Sevestre.

Premier temps.

Le premier temps est exclusivement à la charge de l'index gauche, et se limite à la

recherche des points de repère. Cet index,
à ongle court, préalablement désinfecté et un
peu arqué, pénètre dans la cavité buccale à

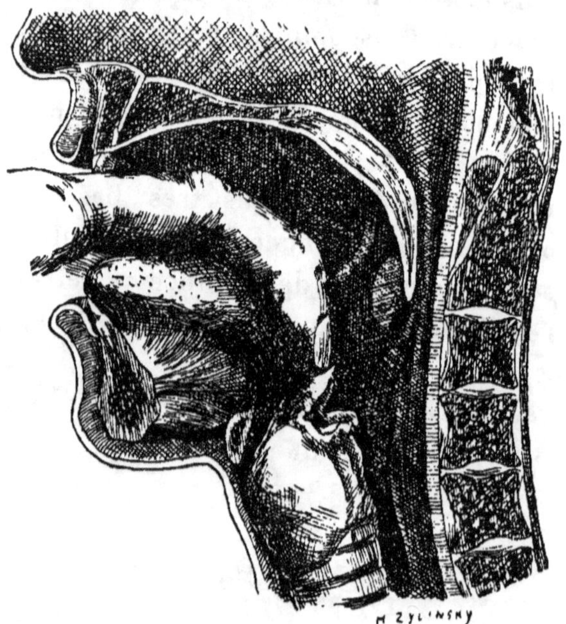

FIG. 54.

Premier temps. — **L'index-guide va à la recherche des points de
repère ; — il rencontre l'épiglotte.**

la recherche de l'épiglotte (fig. ç4), facile à
reconnaître dans la majorité des cas.

On l'enfonce ainsi jusqu'à la base d'implantation de ce cartilage qu'on applique contre
la base de la langue, et on va toucher sur ce
même plan, vers le pharynx, le rebord acci-

denté, échancré, que forme la partie supérieure
des aryténoïdes symétriques (fig. 55). On a
sous le doigt les deux points extrêmes (partie

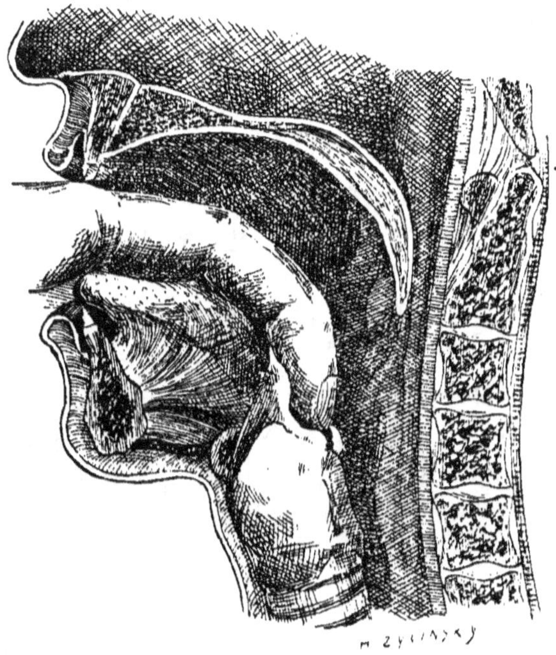

F_{IG}. 55.

**Premier temps. — L'index-guide applique l'épiglotte contre la
base de la langue et pénètre encore pour explorer la région.**

moyenne de l'épiglotte et des aryténoïdes)
d'une ligne droite qui coïncide exactement,
un peu plus bas, avec la fente glottique for-
mée par les cordes vocales plus ou moins distendues. L'index descend encore un peu,

explore la région dans la mesure du possible, ainsi que le degré de cette distension glottique, augmentée quelquefois par un spasme considérable, qui, une fois passé, permettra d'introduire le tube qu'on tient prêt et que le doigt attend sans quitter sa place.

Il est bien entendu qu'on devra faire en sorte de ne pas boucher complètement avec le doigt l'entrée de la glotte, sous peine de provoquer des accidents dûs à une période trop prolongée d'apnée.

Tout ce premier temps doit être accompli très rapidement, et pendant que la main droite empoigne l'introducteur déjà préparé.

Le toucher digital. — Nous allons rappeler sommairement les différentes impressions tactiles que peut éprouver l'index dans cette exploration de si grande importance.

Dans la traversée buccale, la pulpe du doigt sent l'aspérité plus ou moins accentuée des papilles de la base de la langue. S'il suit la ligne médiane sans la quitter il passe sur le repli glosso-épiglottique, tendu et rarement appréciable. S'il va par le côté il perçoit une des fossettes glosso-épiglottiques. Bref, il arrive à l'épiglotte.

La sensation que donne l'épiglotte varie souvent, selon sa conformation et son état.

A ce sujet M. Bayeux distingue trois types : épiglotte longue et mince, courte et globuleuse, moyenne et élastique, le premier et le troisième type se révélant facilement.

Il sera difficile d'être toujours d'accord sur une classification quand seul le toucher doit la faire.

La sensation que donne le toucher de la glotte normale peut se comparer, en terme général, à un entonnoir, dont le fond est comblé (Sargnon). Si elle est en état de spasme, on la compare à une boule fibreuse (Martin).

La sensation des aryténoïdes, et des cartilages de Santorini et de Wrisberg qui les surmontent varie moins. Elle est celle d'un rebord à surface accidentée, avec deux saillies de chaque côté et une échancrure au fond.

Je crois bien inutile d'entrer dans la description des différentes méthodes proposées et préconisées pour la recherche des points de repère. C'est une chose extrêmement facile dans la majorité des cas. Les indications que nous venons de donner, et un coup d'œil attentif sur les deux planches mentionnées (54 et 55) suffisent. Ce qui reste, on peut le laisser volontiers à l'intelligence de l'opérateur.

Deuxième temps.

Le second temps comprend la mise en place du tube. L'introducteur est en main, armé du tube correspondant, qui doit être placé, le plus gros rebord de la tête en arrière, *l'œillet destiné au fil de sûreté toujours à la droite de l'opérateur*, le rebord étant disposé pour s'enfoncer dans l'espace inter-aryténoïdien.

L'extrémité libre du fil doit être passée entre le petit doigt et l'annulaire (voir fig. 53) de la main droite, et, quand on opère avec mon introducteur, en le faisant reposer sur l'espèce de gorge située à côté de la vis-axe (fig. 56).

Pour introduire le tube dans la cavité buccale on peut agir de deux façons : 1° l'introduire en tenant l'appareil parallèlement au corps de l'enfant (voy. fig. 67) et en le soulevant ensuite ; 2° toujours dans la ligne médiane, introduire le tube en tenant l'instrument latéralement et en ramenant ensuite le manche vers le sternum de l'enfant pour continuer l'introduction. C'est affaire d'habitude ; on peut suivre l'une ou l'autre pratique. Personnellement je préfère la première méthode.

La pointe de mes tubes, ou la pointe du mandrin des autres, glisse sur la *face latérale externe de l'index* en avançant vers le

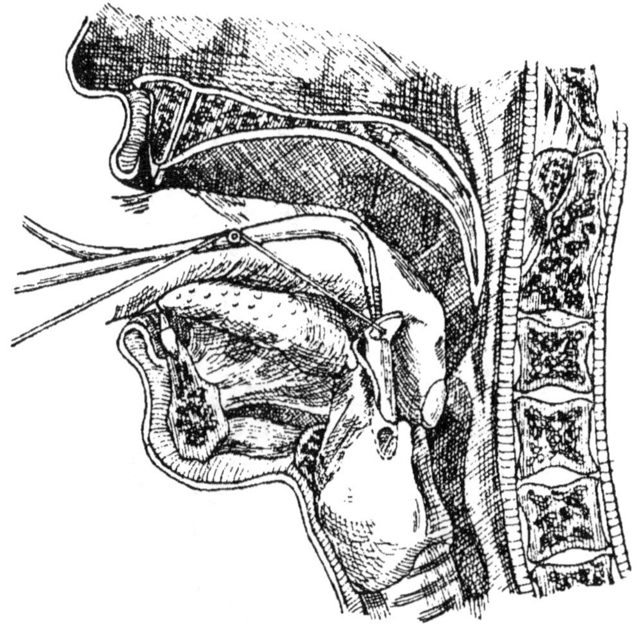

Fig. 56.

Deuxième temps. — Le bout de l'index légèrement déplacé permet l'entrée du tube. — Celui-ci est fixé à mon introducteur. — On voit le fil qui vient du tube pour reposer sur la saillie, en forme de gorge, de l'appareil.

larynx. A ce moment, le bout de l'index, qui était dans la position que donne la figure 55, est légèrement déplacé vers la droite de l'enfant, en le soulevant un petit peu (fig. 56) pour laisser passer le tube qui s'insinue entre les cordes vocales, conduit par l'appareil aussi loin que possible. Alors, on le détache, et l'index lui-même le pousse doucement, afin

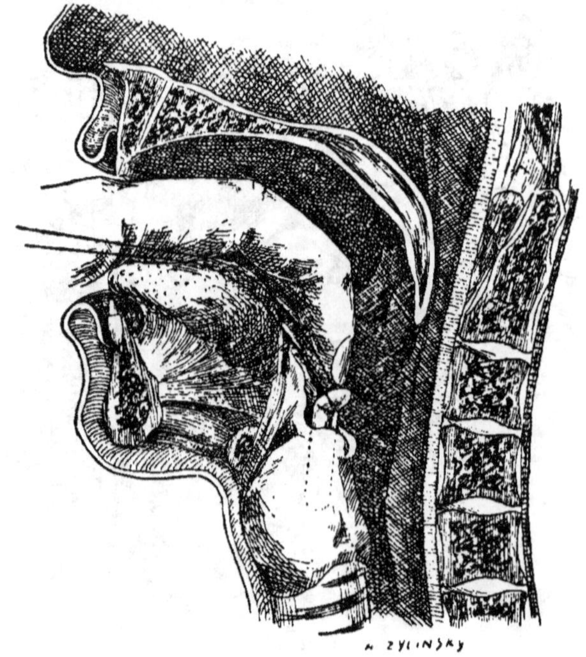

Fig. 57.

Deuxième temps. — L'introducteur retiré, l'index guide achève la descente du tube.

d'achever la descente du tube (fig. 57, 58), jusqu'au niveau du rebord aryténoïdien.

Avec l'introducteur de Collin, le levier, qui fonctionne grâce au soulèvement du pouce, aide l'extraction du mandrin (toujours embarrassant), en même temps qu'il fait descendre le tube. Avec l'introducteur d'O'Dwyer c'est le ressort à boudin et ses deux griffes

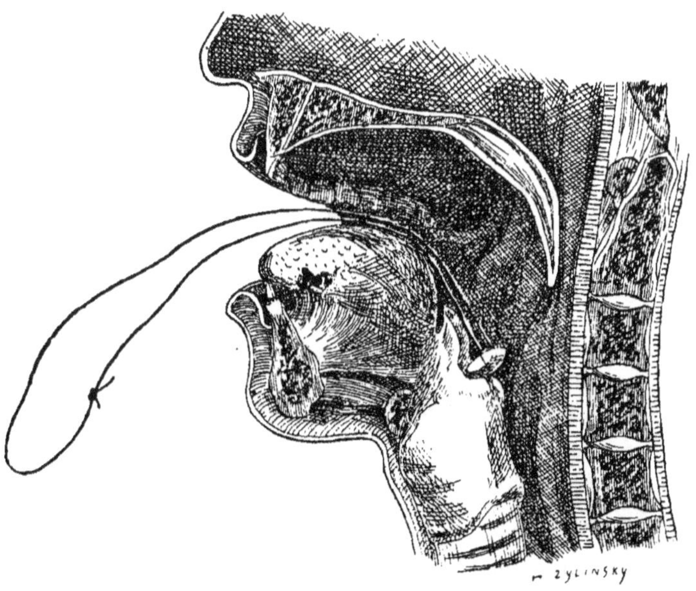

Fig. 58.
On voit le tube à sa place définitive, encore prisonnier du fil de sûreté.

qui aident à le détacher. Avec mon appareil, la connexion du tube se termine au moment de faire cesser la pression du pouce sur le levier ; avec la pince Ferroud il faut faire déraper la crémaillère, etc., etc.

On s'efforcera de maintenir l'appareil pendant les différents moments de l'introduction, toujours dans la ligne médiane. C'est le meilleur moyen de prévenir les fausses routes.

L'opération du tubage doit être faite avec beaucoup de douceur, afin de prévenir les accidents que nous étudierons plus loin et, comme on l'a dit, avec la même prudence et la même délicatesse que le cathétérisme de l'urètre.

Cela ne veut pas dire qu'on doive agir avec lenteur; — tout au contraire, on doit être le plus rapide possible, surtout si l'état de l'enfant le requiert.

La preuve de l'opération.

Arrive maintenant ce que nous appellerons la *preuve,* c'est-à-dire, qu'il faut s'assurer si l'opération est bien faite, si le tube est effectivement dans le larynx, ou si, par erreur, il a été mis dans l'œsophage.

Voici les signes qui peuvent nous donner la certitude d'avoir réussi :

1° Une sorte de sifflement spécial, dû au passage de l'air à travers le tube; il est malheureusement inconstant ou du moins on ne le perçoit pas toujours ;

2° Le caractère de la toux, qui devient sonore, d'un timbre métallique ;

3° La disparition de la voix;

4° La disparition du tirage, sauf dans le cas d'obstruction du tube au moment où il franchit le larynx;

5° La disparition graduelle des phénomènes d'asphyxie, s'ils existaient avant de commencer l'opération : calme respiratoire;

6° Le signe que donne le fil, se raccourcissant à chaque déglutition, s'il est dans l'œsophage (où il descend peu à peu), et son immobilité dans le cas contraire;

7° L'expérience consistant à obturer la lumière du tube avec la pointe de l'index, et à constater ensuite que l'enfant ne respire plus;

8° Et le signe le plus sûr, le tact de l'index bien habitué, qui, parcourant la région, reconnaît la situation exacte de la tête du tube.

Considérations sur le fil.

Un corollaire ou complément de l'opération c'est, pour quelques praticiens, l'extraction du fil auquel le tube est attaché. Je dis « pour quelques-uns », parce qu'il y a des auteurs, comme M. Bókay, de Buda-Pesth, qui juge qu'on ne doit pas le retirer; fidèle à cette manière de penser, M. Bókay laisse les enfants

de son service de diphtérie à « Stéphanie-
Kinderspital » avec le double fil qui sort par
une des commissures et qui est fixé à la joue
avec du collodion, ou bien simplement attaché
à l'oreille. M. Bókay doit juger peut-être, et
il n'est pas le seul de cet avis, que les manœuvres de l'énucléation de Bayeux ne sont pas
sans danger.

Comme la majorité des praticiens, je pro-
teste contre le maintien du fil, sauf dans
des cas spéciaux où l'on ne pourra faire l'*énucléation digitale,* à cause d'une trachéotomie
antérieure, d'un phlegmon du cou, par exemple, et lorsque le médecin n'aura pas acquis le
tour de main pour être sûr du *repéchage* ou
extraction du tube avec la pince.

La conservation du fil pourrait présenter
quelques avantages dans le cas de croup
fortement pseudo-membraneux (en ville ou
à la campagne), dans lequel on craindrait
l'obstruction brusque du tube. Dans ce cas,
n'importe qui pourrait, suivant les indications préalables du médecin, détuber l'enfant
à un moment donné, pour conjurer des accidents extrêmement graves.

Quand on conserve la soie, on peut la
fixer :

1° Autour de l'oreille, faisant deux nœuds

(l'un en avant, l'autre en arrière), afin d'enceindre la base d'implantation du cartilage. C'est une pratique qui n'est pas sûre ;

2° Sur la joue, où, après nœud terminal préalable, on la fixe simplement avec quelques gouttes de collodion, ou avec une petite rondelle de diachylon. C'est le moyen employé couramment et le plus sûr.

Dans les services de diphtérie de Paris, le fil s'enlève avant de retirer l'ouvre-bouche, chose que l'on ne peut conseiller à ceux qui n'ont pas une très grande habitude du tubage, car il pourrait en résulter une appréciation erronée, étant donnée la précipitation du moment, le tube se trouvant dans l'œsophage.

Il me semble plus prudent d'enlever l'ouvre-bouche, d'attendre quelques minutes, d'observer l'enfant, et, une fois bien rassuré par l'ensemble des signes annotés plus haut, de procéder à l'extraction du fil. Pour cela, on remettra l'ouvre-bouche, dont on peut souvent se passer quand on a affaire à des enfants intelligents et dociles.

La technique est bien simple : on prend avec la main les deux chefs du fil en les écartant (fig. 58), et l'on coupe l'un d'eux, le plus près possible des lèvres. On introduit ensuite l'index gauche jusqu'au vestibule de la glotte,

appuyant sur la tête du tube, afin qu'il ne
bouge pas, pendant que la main droite tire le
fil le plus long (fig. 59).

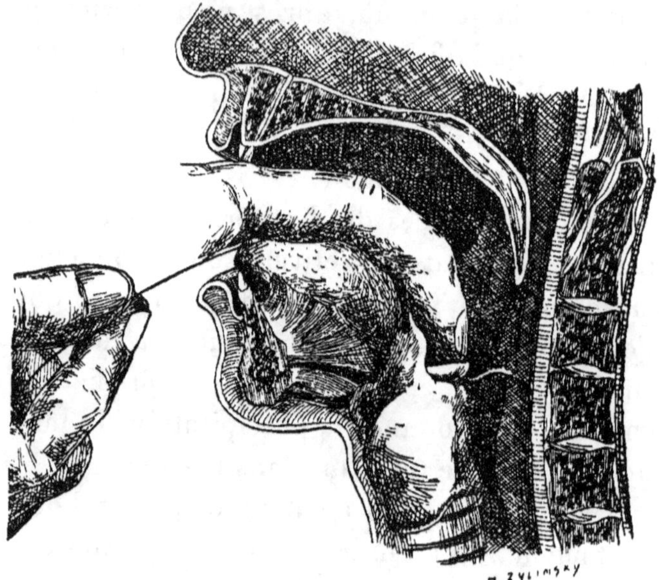

Fig. 59. — *Enlèvement du fil.*
L'index-guide appuie sur le tube en même temps que la main
droite tire le fil que l'on vient de couper.

Ce deuxième temps, de porter l'index pour
maintenir le tube, n'est pas tout à fait indispensable, mais, à son défaut, on s'expose à
compromettre la stabilité du tube.

Avec raison on reproche au fil :

1° D'être un conducteur d'infections imprévues vers le larynx et l'arbre respiratoire.
Plusieurs observateurs racontent avoir vu

disparaître la fièvre et un malaise général à la suite de l'ablation du fil.

2° D'être un facteur d'extractions extemporanées du tube, si l'enfant tire inconsciemment sur le fil ; et si, pour éviter cet accident on emmaillotte et on attache le petit malade, on l'attriste visiblement.

3° D'être cause de petites érosions, et plus tard d'ulcères sur l'épiglotte, la luette ou les piliers.

4° De contribuer à gêner encore davantage la déglutition.

5° De pouvoir disparaître en raison de la possibilité et de la fréquence avec laquelle l'enfant mord le fil. Pour éviter cela, M. Escat conseille de préserver le fil par un tube en caoutchouc ; mais je ne crois pas que l'enfant puisse bien le tolérer.

Enlèvement de l'ouvre-bouche.

Cette manœuvre est des plus simples. On tient l'ouvre-bouche de la main gauche en même temps que la droite tourne la vis ; avec l'ouvre-bouche Denhard on fait déraper la crémaillère, et, dans l'un comme dans l'autre cas, une fois l'appareil refermé, on le retire sans difficulté.

Tableau III.

Technique du tubage. — Préliminaires.

- **Indispensables.**
  - **Exercices préalables sur :**
    - Cadavre. — Très désagréable et pas très utile, sauf chez le cadavre récent.
    - Chiens. — Incommode et infidèle.
    - Mannequins. — Heubner.. / Schlossareck. — Ils peuvent rendre des services.
    - Le vivant. — *Pour se mettre dans le doigt* la sensation que donnent les organes (Sevestre).
  - **Étude anatomique de la région.** — De la plus haute importance.
  - **Précautions.**
    - Préparation des tubes. — Préparer toujours trois tubes : celui correspondant à l'âge de l'enfant et les deux immédiats, le plus grand et le plus petit.
    - Préparation du fil. — Soie tordue ou plate, stérilisée, de 75 à 80 centimètres de long, qu'on passe par l'œillet de la tête du tube.
    - Antisepsie.
      - Des instruments.
        - Étuve sèche. — Possible seulement à l'hôpital.
        - Ébullition — Dans une solut. de soude au 1/100° — Procédé de choix.
        - Flambage. — En dernier ressort.
        - Solut. antiseptique. — Dans quelques cas.
      - De l'opérateur. — Antisepsie légère.
- **Facultatifs.** — Conditions de.
  - Éclairage. — Chose secondaire.
  - Antisepsie.
    - Des aides.. — Absolument inutile.
    - Du champ opératoire. — Négligée avec raison dans la pratique courante.

Technique du tubage (*suite*).

L'opération.

Placement de l'ouvre-bouche (toujours par le médecin sauf quand on est assisté d'un aide exercé).
- 1° Garnir les augets avec un tube en caoutchouc.
- 2° Introduction.
  - *a*) Ouvrir la bouche.
  - *b*) Chausser sur les molaires.
  - *c*) Séparer les branches.
- 3° Remise à l'aide.

Les doigtiers de protection ne sont pas recommandables. — Chez le nourrisson on peut se passer de l'ouvre-bouche et du doigtier.

Montage de l'introducteur (l'œillet pour le fil doit toujours être à la droite de l'opérateur).
- Avec mandrin.
  - 1° L'articuler.
    - Le visser (O'Dwyer).
    - L'emboîter (Collin).
  - 2° Le lubrifier à l'huile métholée à 1/30°
- Sans mandrin. — | Mettre le tube et presser sur le levier.

Premier temps (l'index seul agit).
- 1° Chercher les points de repère.
- 2° Appliquer l'épiglotte contre la base de la langue.
- 3° Explorer la région dans la mesure du possible.

Deuxième temps (manœuvre de l'appareil introducteur).
- 1° Introduction du tube.
- 2° Déclanchement à l'aide :
  - Du ressort à boudin (O'Dwyer, Baer).
  - Du propulseur (Collin).
  - De l'index (appareils sans mandrin).

Durée de l'opération (la rapidité assure le succès). — Variable ; si on ne peut pas réussir, ne jamais trop prolonger les tentatives.

La preuve de l'opération.
- *a*) Sifflement et toux de son spécial ;
- *b*) Disparition de la voix, du tirage et de phénomènes asphyxiques ;
- *c*) Le fil qui ne se raccourcit pas ;
- *d*) Le toucher de l'index (le plus important).

Enlèvement du fil. — | Couper un des chefs et tirer l'autre, appuyant l'index guide sur la tête du tube.

Extraction de l'ouvre-bouche.
- Refermer l'appareil.
  - *a*) Tournant la vis (ouvre-bouche de l'auteur).
  - *b*) Faisant déraper la crémaillère (ouvre-bouche Denhard).

2° DU DÉTUBAGE

L'opération inverse du tubage, l'extraction du tube laryngé, est également d'importance capitale.

Elle peut se faire de différentes manières :
a) par repêchage ;
b) par manœuvres externes, internes ou combinées (extraction digitale);
c) par fil de sûreté ;
d) par l'aimant.

A. *Repêchage.*

C'est ce premier procédé d'extraction du tube, en se servant des mêmes moyens dont on a disposé pour l'introduire, que j'ai baptisé *repêchage,* nom qui exprime bien la nature de l'opération et les ennuis dont elle est entourée.

Depuis les publications de Bayeux, ce procédé tend à disparaître, car il n'est pas facile, et demande une grande habileté pour réussir ; mais il faut se familiariser avec lui, car il est indispensable dans certains cas où toute tentative de manœuvre et de pression externe devient impossible. Je n'hésite pas à redire que *repêcher* le tube est plus difficile que de l'introduire ; et j'ajoute que s'exercer sur le cadavre donne d'excellents résultats pour acquérir rapidement une pratique qui assure le succès sur le vivant.

En voici la technique. On reconstitue la même scène que pour le tubage ; l'opérateur, l'enfant et les deux aides prennent la position déjà décrite. Une fois l'ouvre-bouche posé, on introduit l'index gauche jusqu'à l'entrée de la glotte en suivant toutes les instructions données pour la mise en place du tube. Après avoir senti sa tête, on introduit l'extracteur Collin, ou la pince Ferroud, ou mon *introduc-teur-extracteur*, jusqu'à ce qu'on rencontre le tube, de la même manière que s'il s'agissait de l'intubation.

La main extractrice perçoit tout de suite (si l'instrument est bien tombé) la sensation de résistance métallique, éprouvant quelque-fois même le choc. On tâche de faire pénétrer un peu plus les mors de la pince, on appuie fortement sur le levier de l'appareil, et on le retire ensuite, avec le tube adhérent à ses branches terminales.

Pour l'en retirer, le premier mouvement doit être ascendant : on soulève l'instrument pour dégager le tube du larynx ; le deuxième mouvement se réduit à faire décrire à l'extracteur un arc de cercle vers la poitrine de l'enfant. C'est tout.

Une très bonne précaution, afin d'assurer le mieux possible la prise de la pince, est de maintenir l'index en contact avec le tube jusqu'à l'achèvement de l'extraction.

Avec les tubes à tête bombée des anciens modèles, on court le risque de voir les mors de la pince, au lieu d'être attirés vers le centre, glisser en dehors à cause de la surface convexe que la tête lui présente. C'est à ce moment que, croyant l'appareil bien placé, on presse sur le levier, sans ramener le tube, évidemment. Cet échec oblige à recommencer : le levier revient à sa place, et les dents de la pince, en se rapprochant l'une de l'autre, pincent, blessent la muqueuse adjacente. C'est pour ce motif que la pression sur le levier doit être modérée, jusqu'au moment où l'on est sûr d'avoir pénétré dans l'orifice du tube.

L'espèce de cuvette que possède la tête de mes tubes, facilite beaucoup cette opération ; lorsque les pointes de l'appareil touchent, dans le fond de la gorge, le corps métallique, elles sont forcément attirées vers le centre, où elles doivent s'écarter. Malgré cette facilité, le novice réussit rarement à *repêcher* le tube dès la première tentative, mais il suffit de quelques essais préalables pour y arriver avec le tube que je propose.

Il est des cas, qui ne sont pas rares chez des enfants au-dessus de cinq ans, dans lesquels la tête du tube, enfoncée pour ainsi dire dans le larynx, devient presque toujours inaccessible au doigt. Dans ce cas, on doit arriver le plus loin possible avec l'index ; les pointes de l'appareil arrivent jusque là, elles descendent encore, et vont effectuer seules, par tâtonnements répétés, le *repêchage* du tube, qui doit avoir lieu un peu plus bas.

Pour éviter que le tube ne se détache dans le trajet, on devra exercer une forte pression sur le levier, une fois qu'on sera sûr d'avoir attrapé le tube.

On ne doit pas trop prolonger les tentatives d'extraction ; en tout cas on les répétera par intervalles. Autrement, si on insiste, on fatigue l'enfant.

Pour les extractions pénibles dues aux anomalies des régions, M. Garel (de Lyon), a fait construire un extracteur très long ayant le même rayon de courbure que celui des pinces œsophagiennes ordinaires. Cet instrument pourra rendre service dans les rares cas où le tube, ayant franchi le larynx, est arrêté dans la descente par des pressions externes, cas dans lesquels on doit tenter l'extraction par tous les moyens avant de faire la trachéotomie.

B. *Extraction digitale.*

A propos de l'extraction du tube par manœuvres externes seules ou combinées aux manœuvres internes, il y a eu de longs débats.

Les derniers ont eu lieu au Congrès de Moscou, le sujet discuté étant, non pas précisément le procédé lui-même, mais surtout la question de priorité.

Il est vrai que quelques praticiens avaient déjà tenté ces moyens d'extraction, et on cite avec raison les noms de Mount Bleyer, O'Dwyer, Cheatan et Putney, Baginski, Bonain, Tsakiris, Trumpp, Escherich, Heubner, etc., mais les honneurs reviennent à M. Bayeux, qui, le premier, l'a érigée en méthode, réglant la technique dans tous ses détails (1).

Manœuvres externes (Enucléation). — Le procédé de Bayeux consiste en ceci : un

---

(1) Sevestre. « Procédé très élégant découvert par mon interne, M. Bayeux ». Société médicale des hôpitaux, 19 avril 1895.

aide maintient l'enfant assis sur ses genoux,
et l'opérateur, assis ou debout, étend sa main
gauche, grande ouverte, sur la tête du malade,
en la renversant le plus possible (le pouce

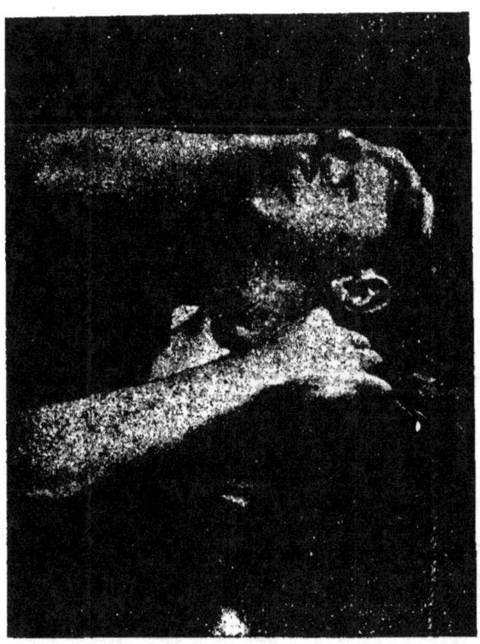

Fig. 60.

Enucléation (1er temps). [D'après une photographie de l'auteur.]

sur le front). D'autre part le pouce de la
main droite va se placer sous le cartilage
cricoïde, embrassant le cou avec les autres
doigts (fig. 60).

Cette double position répond à la double
manœuvre qui va suivre : à un moment donné,

le pouce fait pression sur la trachée, d'avant
en arrière et de bas en haut (pression modérée, mais persistante), et la main gauche
imprime à la tête un brusque mouvement de

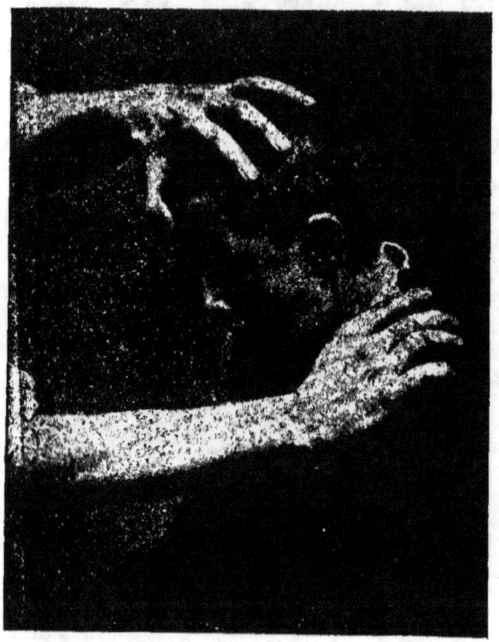

Fɪɢ. 61.
Enucléation (2ᵐᵉ temps). [D'après une photographie de l'auteur.]

flexion (fig. 61), qui fait rejeter le tube,
souvent avec force. Parfois, au contraire, on
doit aider la sortie avec le bout des doigts, le
tube étant dans la bouche, et quelquefois
même dans l'arrière-gorge.

On dit que le détubage par le procédé de Bayeux n'est praticable qu'avec les tubes courts ; personnellement, j'ai réussi à le faire avec les tubes longs d'O'Dwyer. Mais il faut convenir qu'avec les uns comme avec les autres l'*énucléation* est incommode. Les tubes courts sont trop courts, et les longs beaucoup trop longs. Les miens, d'une taille intermédiaire, facilitent considérablement la méthode de Bayeux.

L'*énucléation* est d'autant plus facile que l'enfant est plus petit, les anneaux trachéaux étant des cartilages très tendres jusqu'à trois ans. M. Bayeux ajoute (je ne l'ai jamais remarqué) que plus l'enfant est calme, plus l'opération est facile.

Cette méthode est très simple, et doit être *le procédé de choix* pour extraire le tube. En général, on peut dire que la première tentative est toujours couronnée de succès. Quelques auteurs admettent la possibilité pour le tube de remonter jusqu'aux fosses nasales, au moment de quitter le larynx. C'est un accident que je n'ai jamais observé.

Je n'ai pas constaté non plus les blessures et ulcérations de la muqueuse de la trachée ou du larynx, occasionnées par la pression du pouce, que quelques praticiens signalent et même exagèrent. Mais on évitera toujours les manœuvres brutales qui amèneraient un traumatisme redoutable de la muqueuse laryngée ou trachéale.

Manœuvres internes. — C'est le moyen d'extraction proposé par O'Dwyer avec le tube à couvercle (fig, 10), par Dillon Brothers avec les tubes à anse en fil de fer (fig. 11) et par M. Froin avec le doigtier spécial (fig. 40), que nous avons déjà étudié dans notre première partie.

Manœuvres internes et externes combinées. — Depuis 1897, M. Rabot (de Lyon) emploie l'extraction par manœuvres externes et internes combinées, bien différente du procédé d'énucléation de Bayeux.

La béance de la bouche étant assurée par l'ouvre-bouche, l'enfant est couché sur les genoux de l'infirmière, la tête renversée. On immobilise le larynx avec la main droite, et l'index de la main gauche va à la recherche de la partie postérieure de la tête du tube, l'entraîne sur la langue et le ramène au dehors.

Cette pratique est très infidèle : les mucosités de l'arrière-gorge, lubréfiant pour ainsi dire la tête du tube, font glisser sur elle l'index qui ne peut pas saisir le tube.

Avant Rabot, Mount Bleyer faisait l'extraction bidigitale interne : un aide soulevait le larynx et les deux index de l'opérateur allaient repêcher la tête du tube qu'ils ramenaient.

C. *Détubage par le fil.*

Quand on conserve le fil, l'extraction du tube ne demande aucune connaissance spéciale et n'importe qui peut la faire facilement. On peut imaginer combien cette manœuvre est facile, si l'on pense qu'un enfant peu surveillé arrive souvent à se détuber lui-même.

Lorsque l'enfant est grand et docile, on lui demande d'ouvrir la bouche, et une ou deux tractions sur le fil suffisent à retirer le tube. Chez les petits enfants, il n'est pas même nécessaire de s'efforcer de leur ouvrir la bouche, car, même fermée, une douce traction sur le deux chefs du fil provoque une nausée qui oblige le patient à séparer ses mâchoires. Une seconde traction plus forte suffit à extraire le tube.

Il arrive quelquefois que la soie, macérée par un séjour prolongé dans la cavité buccale, se casse à la première tentative ; dans ce cas il faudra recourir à l'un des procédés déjà étudiés pour l'extraction du tube.

D. *Détubage par l'aimant.*

Wetherld et Collet sont les deux praticiens qui ont tenté l'extraction du tube en se servant de l'aimant : nous nous sommes suffisamment occupés du procédé et des instruments dans la première partie, et nous n'y reviendrons pas ici.

Tableau IV.

Technique du détubage.

Par repêchage (procédé de nécessité).		1° L'opérateur, le patient et les aides prennent la même position que pour tuber. 2° L'index-guide va à la recherche des points de repère. 3° L'extracteur essaye le repêchage. 4° Le tube repêché, on presse fortement sur le levier pour le retirer du larynx.
Par le fil (quand on l'a conservé).		1° Ouvrir la bouche (il n'y a pas besoin de placer l'ouvre-bouche). 2° Tirer sur le fil fortement (s'il se casse recourir à un autre moyen d'extraction).
Par extraction digitale.	Manœuvres internes..	C'est le procédé proposé par O'Dwyer (tube à couvercle) et par Dillon-Brown (tube à anse). C'est aussi le procédé de M. Froin, où le doigt, garni d'une sorte de doigtier boutonné, va repêcher, accrocher et retirer le tube.
	Manœuvres externes (procédé de choix).	C'est l'énucléation de Bayeux. 1er *temps.* — On presse fortement avec le pouce au-dessous du cricoïde, la tête étant renversée en arrière par l'autre main. 2° *temps.* — On imprime à la tête un brusque mouvement de flexion.
	Manœuvres combinées..	C'est le procédé de Cheatan et Putney, de Rabot, Tsakiris, Trumpp, etc. Presque tous les procédés consistent à soulever le larynx tubé d'une main et à aller chercher de l'autre main le tube pour l'extraire.
Par l'aimant (encore pas pratique).		C'est le procédé de Wetherld et de Collet, consistant en extracteurs spéciaux, dont la partie tubaire, transformée en fort aimant par le passage du courant électrique, attire et extrait le tube.

CHAPITRE II

INDICATIONS DE L'INTUBATION

Signes physiques et fonctionnels.

L'indication de tuber un enfant atteint de croup diphtérique est basée sur des signes physiques et fonctionnels dont la valeur réelle est incontestable. Mais leur importance et leur interprétation varient d'un cas à l'autre et ils conservent une relation assez étroite avec l'évolution de la maladie générale. Ces signes, révélateurs d'une localisation laryngée, seront étudiés ci-dessous au point de vue de leur rôle et de l'interprétation à leur donner. Ce sont : 1° le tirage, qui occasionne la dyspnée et l'asphyxie et 2° les signes tirés de l'auscultation.

Du tirage.

C'est un phénomène concernant une modalité de la dyspnée du croup diphtérique, ainsi que de la dyspnée qu'amènent les sténoses laryngées accentuées de différente nature. Le *tirage,* c'est la difficulté avec lequel l'air passe par le larynx rétréci, déterminant les signes que nous allons énumérer.

On dit qu'un enfant *tire* ou, plus proprement, qu'il a du *tirage,* quand il fait des efforts visibles pour respirer. Ces efforts, remarquables au moment de l'inspiration, se traduisent :

1° Par un sifflement spécial, prolongé, sec, et parfois très bruyant ;

2° Par l'entrée en jeu, au fur et à mesure que la dyspnée fait des progrès, de tous les muscles respiratoires ; tout cela se greffant sur un état déjà notable d'inquiétude et d'angoisse.

L'étiologie du premier de ces phénomènes ne laisse aucun doute : la cause du sifflement, c'est l'obstacle qui siège au niveau de la glotte ; donc c'est un bruit de sténose.

Quant au second phénomène, il faut dire qu'il est complexe et il doit être analysé :

a) Toute la cage thoracique se lève à chaque inspiration(1): l'air ne pénètre qu'à grand'peine

---

(1) Ce sont les muscles inspiratoires : d'une part, le trapèze, le grand dorsal, le grand et le petit dentelé, le grand et le petit pectoral et peut-être les intercostaux (Mayor et Magendie), d'autre part, les scalènes et les sterno-cléido-mastoïdiens qui entrent en jeu.

ou ne pénètre pas, en sorte que la poitrine ne se dilate que peu ou pas. Dès que l'air amené est insuffisant, le diaphragme ne s'abaisse pas, et la contraction violente de ses piliers non seulement se continue, mais encore s'augmente considérablement, favorisée qu'elle est par le vide intrathoracique.

La base de l'appendice xiphoïde et les six dernières côtes, points de forte insertion du muscle sont attirés énergiquement en arrière et en haut. C'est pourquoi les régions épigastrique et abdominale supérieure nous montrent à chaque inspiration un affaissement, une dépression plus ou moins appréciable, qui met sous les yeux le rebord des fausses côtes, affectant la forme, comme le dit M. Sevestre, d'un V renversé : c'est le *tirage épigastrique et abdominal,* perceptible d'autant plus facilement que l'enfant est plus petit, en raison de la faiblesse de la charpente osseuse.

b) Les muscles intercostaux, sous l'influence du vide intra-thoracique, se dépriment souvent, imprimant à la poitrine, à chaque inspiration, une déformation en gouttières ou cannelures transversales : c'est le *tirage intercostal.*

c) Pendant les efforts pour faire pénétrer de l'air, nous avons dit que la cage thoracique se soulevait. Les muscles qui vont du crâne aux clavicules, au sternum et aux côtes, et qui jouent un grand rôle dans la production de ce phénomène, se contractent énergiquement (sterno-cléido-mastoïdien et scalènes).

Le soulèvement de la poitrine d'une part et cette contraction, d'autre part, produisent une dépression de la base du cou à chaque inspiration : c'est le *tirage sus-sternal* et *sus-claviculaire*. Le rôle des sterno-mastoïdiens sera étudié plus loin.

d) Les muscles respiratoires de la face ne restent pas non plus indifférents, et leurs contractions suivent le rythme de la respiration considérablement entravée, donnant aux traits de la physionomie un aspect tout spécial d'angoisse. C'est le tirage que j'appellerai volontiers *tirage facial*.

Les différents types de tirage que nous venons de décrire, constituent le vrai signe, la principale indication qu'un praticien, si peu expérimenté qu'il soit, peut toujours observer et interpréter pour en tirer des conclusions sur l'imminence de l'intervention.

Signe du sterno-mastoïdien. — M. Bayeux a beaucoup insisté sur le signe *du sterno-mastoïdien*, c'est-à-dire sur « une tension active de « ce muscle, tension *rythmique, synchrone à*

« *l'inspiration*, disparaissant à l'expiration, et
« persistant pendant un temps appréciable et
« spécialement dans l'intervalle de deux accès
« de suffocation séparés par une période de
« calme apparent » (Bayeux).

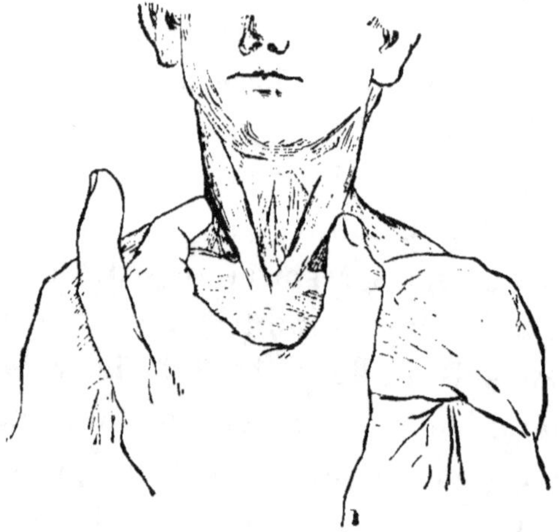

FIG. 62.

Signe du sterno-mastoïdien. — Exploration des deux chefs à la fois (inspiration). — « Les bords externes des faisseaux sternaux sont légèrement déprimés entre le pouce et l'index. Les mastoïdiens sont fortement tendus. » (Bayeux.)

Le phénomène forme partie intégrante du tirage sus-sternal que nous venons d'étudier.

La recherche de ce signe se fait à l'aide de l'index et du pouce qui pincent doucement les deux chefs antérieurs des sterno-mastoïdiens, ou un chef tour à tour. « Pendant les
« inspirations, les deux muscles se tendant

« comme deux cordes écarteront vivement le
« pouce de l'index : pendant les expirations,
« ils se laisseront infléchir, et ces deux doigts
« se rapprocheront de telle sorte que le pouce
« et l'index se trouveront animés de mouve-

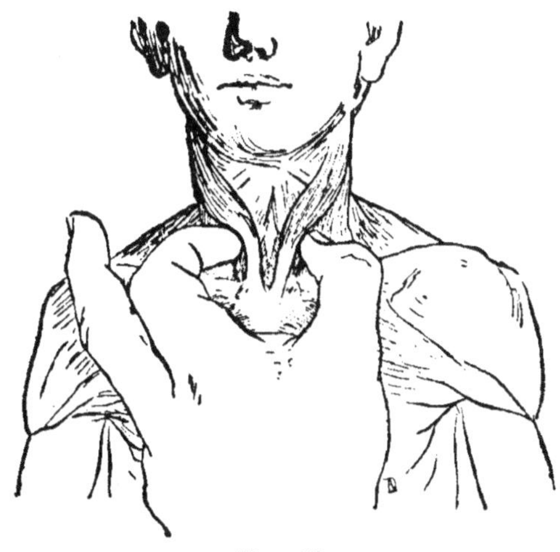

Fig. 63.

Signe du sterno-mastoïdien. — Exploration des deux chefs à la
fois (expiration). — « La pression interdigitale persistant, le
relâchement expiratoire des mastoïdiens permet le rapprochement du pouce et de l'index. Les mastoïdiens forment deux
courbes à concavité externe. » (Bayeux).

« ments d'écartement et de rapprochement
« synchrones aux mouvements respiratoires
« et perceptibles même à distance pour les
« spectateurs » (Bayeux). Les quatre planches
ci-jointes, fig. 62, 63, 64 et 65 et les légendes
qui les accompagnent suffiront à bien faire

comprendre le rôle des chefs antérieurs des
sternocléido-mastoïdiens.

Le signe est réel, existe, mais l'observation
méthodique chez un enfant qui asphyxie
n'est pas toujours facile. De là résulte que
la valeur pratique de la méthode est très dis-

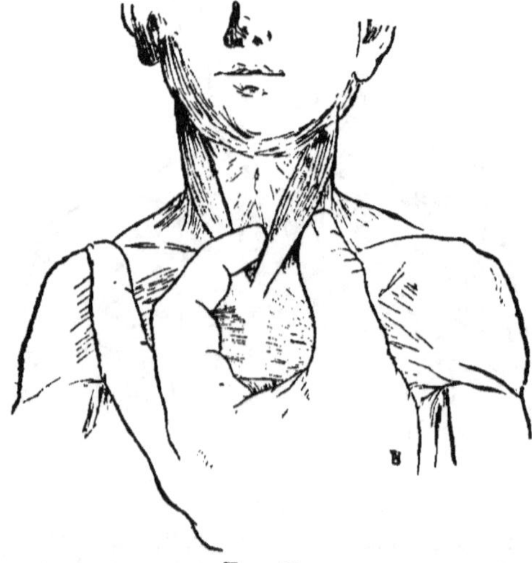

Fig. 64.

Signe du sterno-mastoïdien. — Exploration d'un seul chef
(inspiration).

cutable. Elle révèle d'ailleurs l'esprit d'observation de son auteur.

Dyspnée et asphyxie. — C'est donc la
gêne de la respiration, plus ou moins accentuée suivant les cas, qui saute aux yeux.
Le malade est pâle, les yeux grands ouverts,
les mouvements respiratoires sont un peu

plus fréquents (1), les narines s'écartent, le pouls devient irrégulier, etc.: nous assistons à un instant de dyspnée, à un accès de suffocation qui passe.

Les symptômes s'accentuant, le malade est livide ou cyanosé, quelques fois plus pâle

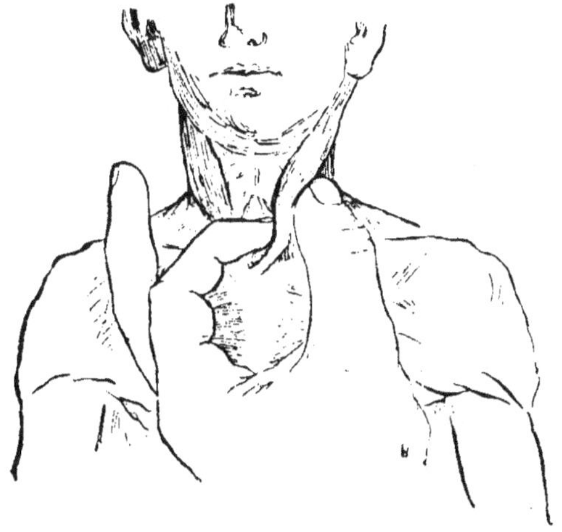

Fig. 65.

Signe du sterno-mastoïdien. — Exploration d'un seul chef (expiration).

qu'il n'était, d'un blanc mat ; les extrémités se refroidissent ; il est baigné de sueur ; il y a

---

(1) Ils ne sont pas trop fréquents, par la simple raison que l'expiration est également gênée, et que le nombre des mouvements respiratoires par minute ne peut pas être considérablement augmenté.

PEREZ-AVENDANO.　　　　　　　10

intermittences du pouls, qui devient incomptable, angoisse et inquiétude extrême, sifflement laryngé, relâchement musculaire, etc., efforts suprêmes pour satisfaire la soif d'air qui lui manque : on assiste à une période de dyspnée continue qui conduit à l'asphyxie.

Les signes objectifs du tableau clinique sont plus que suffisants pour expliquer cet état terrifiant : une obstruction mécanique au niveau du larynx et dont la nature est complexe (1).

De l'auscultation.

On a conseillé, et quelques praticiens le font, d'ausculter l'enfant afin de décider de l'opportunité de l'intervention.

Cet examen, outre la difficulté dont il est entouré, peut contribuer, étant donnée l'extrême excitabilité du patient en cet état, à augmenter sa dyspnée et à accentuer les phénomènes asphyxiques.

---

(1) Je laisse de côté les recherches et études sur ce sujet, qui arriveront à déceler la participation qu'ont, dans la production de cette dyspnée, les spasmes du larynx, la tuméfaction de la muqueuse, l'obstruction par pseudo-membranes, la paralysie des muscles dilatateurs de la glotte, l'excitation des centres respiratoires bulbaires, etc.

Les renseignements que nous donne l'auscultation dans ces conditions sont inconstants et infidèles. Il est des cas où l'on entend très bien le murmure vésiculaire, d'autres, au contraire, où l'oreille ne perçoit que le bruit du souffle propagé du larynx aux poumons à chaque inspiration.

De plus, quoiqu'un enfant respire mal, une inspiration peut nous faire percevoir du murmure vésiculaire; le cas échéant, une bronchite pseudo-membraneuse pourra faire disparaître ce murmure (apnée), sans qu'il existe d'obstacle dans le larynx, et ni l'un ni l'autre cas ne nous autorise à conclure que le moment de tuber n'est pas encore arrivé.

Je rappellerai, pour mémoire, que l'auscultation du larynx a été également proposée (Barth), et qu'elle a permis, dans certains cas, de percevoir, avec le souffle de la sténose, un bruit de flottement ou de drapeau (Sestier) qui révèle l'existence de pseudo-membranes agitées par la colonne d'air.

Du pouls.

En ce qui concerne le pouls, des troubles sont appréciables dans la plupart des cas. L'obstacle qui entrave la respiration retentit

sur le cœur, dont le rythme et l'intensité
des battements sont profondément compromis.
Au fur et à mesure que la dyspnée et les phénomènes asphyxiques augmentent, on observe
des alternatives du côté du cœur, des chan-
gements du côté du *pouls radial.* Au moment
où la dyspnée commence, le cœur bat énergiquement, le pouls est plein ; cette énergie
diminue graduellement avec les progrès de
l'asphyxie, pour faire place à des battements
précipités, désordonnés parfois, et toujours
très faibles. Il y a à ce moment une véritable
défaillance du pouls radial (Gerhard). « L'af-
faisement plus ou moins marqué de la pulsa-
tion radiale à chaque inspiration » (Sevestre),
constituerait le *pouls paradoxal,* — rare et
difficile à constater. M. Raüchfüss de Saint-
Pétesbourg attache une grande importance
au signe du pouls, mais, comme le dit bien
M. Sevestre, il est difficile à apprécier et principalement à compter chez des enfants en cet
état, qui sont dans une agitation perpétuelle.

Moment de tuber.

Il est impossible de donner des règles
générales déterminant le moment où le pra-

ticien doit se décider à tuber un enfant atteint du croup diphtérique.

Les opinions sont partagées, et, à côté de ceux qui conseillent l'intervention précoce, quelques praticiens, qui craignent les dangers du tubage comme ceux de la trachéotomie, conseillent au contraire l'intervention tardive, presque *in extremis*. Mais, dans la pratique, il n'est pas toujours possible de disposer du malade dès le premier moment, pour choisir à volonté l'instant de l'intubation. Il faut s'accommoder à chaque cas particulier.

Tous ceux qui se sont occupés du tubage, arrivant à cet important chapitre, émettent, avec leurs opinions plus ou moins autorisées, les conseils suggérés par leur pratique journalière. Pour ma part, j'en ferai autant, non sans ajouter que mes conseils naissent de la pratique qu'ont pu me donner quelques centaines de tubages pratiqués pendant mon internat, ainsi que l'enseignement que peut recueillir un praticien en fréquentant assidûment des cliniques importantes de l'Europe.

Dans les services des hôpitaux, il est tout à fait rare de voir un enfant, atteint de croup primitif, qui n'arrive pas dans un état désespéré. Cela tient à l'ignorance des parents, toujours très optimistes, et auxquels, seuls les premiers symptômes d'asphyxie et de tirage prononcé révèlent le grave danger qui menace la vie du petit patient.

Notre manière d'agir fut toujours de tenter le tubage, et ce fut toujours avec succès, sans avoir eu besoin de recourir à la trachéotomie (par impuissance du tubage), opération pour laquelle nous étions prêts et bien outillés.

Quand on soigne un enfant dès les premiers symptômes, il est évident que le médecin peut choisir le moment de procéder au tubage. Pareille chose se passe à l'hôpital, lorsque le croup succède à une angine diphtérique, cas dans lequel le praticien, suivant l'évolution du mal, peut intervenir au moment opportun.

Les indications varient suivant l'âge de l'enfant, suivant sa constitution, et suivant qu'il a été injecté ou non de sérum (1).

Premier cas.

S'il s'agit d'un enfant affaibli, et qui n'a pas été injecté ou qui l'a été tout récemment, du moment que la dyspnée et le tirage s'accen-

---

(1) Dans ce cas, on doit toujours se souvenir que les effets du sérum ne commencent à se manifester que 18 à 24 heures après l'injection.

tuent, on doit tuber. Le patient se fatigue trop, par ses efforts pour aspirer l'air et, avec lui, l'oxygène, pour que l'hématose se fasse régulièrement : on ne doit pas retarder l'intervention.

Deuxième cas.

Si l'on a affaire à un enfant robuste, auquel on a injecté du sérum, il pourra demeurer plus longtemps dans l'expectative, quoiqu'il y ait un peu de tirage. Bien souvent, sans nous presser, et en laissant au médicament le temps d'agir, nous avons évité l'intervention.

Cela ne veut pas dire qu'on doive attendre le dernier moment pour tuber : le patient, complètement exténué, n'aurait plus la force de réagir. Et ce n'est pas seulement pour ce motif, mais encore (comme nous le discuterons plus loin) à cause de la prédisposition de l'enfant à être, dans cet état, victime d'une syncope qui peut le foudroyer, pour ainsi dire, en quelques secondes.

Troisième cas.

Si l'on nous amène un enfant qui ne fait

plus, *motu proprio*, de mouvements respiratoires, dans un *état de mort apparente*, on
fera tout de suite le tubage et on continuera
par la respiration artificielle, etc. Si une
syncope se produit au moment d'intervenir,
on devra suivre les indications données par
M. Landouzy (voy. pag. 177).

Et ici on doit rappeler le conseil de M. Variot (1), de ne jamais désespérer de la vie
d'un enfant atteint de croup et en état asphyxique, et que l'intervention opératoire, tubage
ou trachéotomie, même *in extremis*, ne doivent
jamais être négligés.

Moment de détuber.

Ce chapitre serait incomplet si, nous étant
occupés du moment propice pour tuber, nous
négligions d'étudier le moment de détuber,
et en outre le temps pendant lequel le tube
devra être maintenu *in situ*.

Il est également impossible de prétendre
donner des règles absolues sur ce point. Les
cas varient et, pour chacun d'eux, les indications diffèrent.

-----

(1) La diphtérie et la sérumthérapie (éd. 1898.)

Séjour du tube.

Le sérum abrégeant le processus de la maladie, abrège par cela même le temps de permanence du tube. On peut dire que, dans les cas de croup qui s'observent journellement, traités par le sérum, le séjour du tube dans le larynx ne dépasse pas 2 à 3 jours.

M. Damieno relève, comme moyenne de séjour du tube, 1 à 2 jours. Sa statistique se rapporte à 70 cas traités par l'auteur dans sa clientèle privée.

M. Marfan, dans son service de l'hôpital des « Enfants-Malades », a adopté comme règle le détubage après 48 heures de séjour du tube tel que le fait Bókay. Mais il y a bien des cas qui obligent à s'écarter de cette ligne de conduite, ou, si on la suit invariablement, ce sera avec la certitude d'avoir à retuber aussitôt après.

Extraction du tube.

On tâchera de maintenir l'enfant tubé le moins de temps possible. Quand l'état du malade s'améliore, que la température baisse, que le pouls est régulier, que les amygdales (s'il y avait diphtérie pharyngée) se nettoient rapidement — tout cela indiquant que le mal décline — le moment de détuber est arrivé. Si par hasard le tirage réapparaissait, prouvant que l'extraction a été prématurée, on retuberait sans perdre de temps, principalement dans la clientèle privée où la surveillance est plus difficile.

Ce sera une très bonne précaution de ne pas détuber après les repas, pour éviter un vomissement.

Détubage à intervalles.

Il est des cas, assez rares, dans lesquels la difficulté de la déglutition obligera à abréger autant que possible la permanence du tube; on détubera à intervalles.

Tubage prolongé.

Par contre, chez des enfants nerveux sujets aux spasmes, le tubage prolongé s'impose, pour ainsi dire, dès le moment où l'on est obligé de retuber plusieurs fois. Mais ce sont des cas qui ne se présentent pas très souvent. Ce phénomène, dont nous nous occuperons plus loin, requiert, comme indication, de détuber à intervalles, et souvent de faire aspirer du chloroforme, d'administrer du bromure de potassium, etc., pour réussir.

Lésions de décubitus.

L'indication de ne pas trop prolonger le tubage répond aux publications d'auteurs tels que Variot, Sevestre, Martin, etc., qui considèrent comme fréquente et grave la formation d'ulcères au niveau du cartilage cricoïde et de la partie adjacente de la trachée, ulcères qui ont été décrits sous le nom de lésions de décubitus. Ces ulcérations, d'après M. Galatti, (de Vienne) se cicatrisent en produisant des rétrécissement laryngés.

M. Northrup (des États-Unis) ne partage pas la même opinion, et il affirme n'avoir jamais constaté d'ulcérations graves produites par le tube, dans les nombreux examens laryngés et autopsies qu'il a pratiqués. Tout récemment, M. Bókay a fait une longue étude des traumatismes qui peuvent se produire à la suite de l'introduction, du séjour et de l'extraction du tube (1).

---

(1) Ueber das Intubationstrauma. (Leipzig 1901).

Tableau V.

Indications de l'intubation.				
Moment de tuber.	Signes physiques et fonctionnels.	Tirage (de grande valeur).	Abdominal ou épigastrique. Intercostal. Sus-sternal et sus-claviculaire. Facial.	Amenant dyspnée et asphyxie suivant le degré.
		Le pouls. . . .	Cœur faible, défaillance du pouls (pas constant).	
		Auscultation (infidèle).	Poumon. Larynx.	Examen difficile et de valeur restreinte.
	Cas divers.. . .	1ᵉʳ Cas.	Enfant affaibli, qui n'a pas été injecté : ne pas retarder l'opération. *Intervention précoce.*	
		2ᵉ Cas..	Enfant robuste qui a été injecté : ne pas se presser. *Intervention tardive.*	
		3ᵉ Cas..	Enfant en état asphyxique, en état de mort apparente : tuber de suite et faire la respiration artificielle. *Intervention immédiate.*	
Moment de détuber.	Séjour du tube. .	Variable : en terme général, et avec le sérum, 48 heures.		
	Extraction du tube.	La faire le plus tôt possible : — quand l'état général s'améliore, la température baisse, le pouls devient régulier, la gorge se nettoie, etc., il est indiqué de détuber. — Ne pas détuber après les repas.		
	Détubage à intervalles.	On ne le fera que dans les cas très rares où l'alimentation serait impossible.		
	Tubage prolongé.	Nécessaire quelquefois chez les tubards. Dans ces cas, combattre l'élément nerveux : bromure de potassium, chloroforme, etc.		

CHAPITRE III

LES SUITES DE L'INTUBATION

1º **Après le tubage.**

Aussitôt le moment de l'opération passé, la scène change complètement. Le moribond (si l'on est intervenu au dernier moment) revient à la vie, le médecin se sent satisfait d'avoir conjuré si rapidement un état grave, très grave.

Le petit patient, que l'on voyait, quelques minutes auparavant, témoignant son désespoir, devenu méchant, se débattant contre tous ceux qui l'approchaient pour lui apporter un soulagement, cherchant, dans son anxiété, à se débarrasser de liens imaginaires, est là, tranquille, on dirait même content.

Sa physionomie se recolore et ses traits reprennent leur aspect habituel. S'il n'est pas trop fatigué, trop épuisé par le manque d'air, il joue, il rit, il appelle, il recommence à s'intéresser à tout ce qui l'entoure, il parle…! Oui, il parle, non à haute voix, ses organes phonateurs étant rigidement comprimés, mais à voix basse, articulée et distincte. C'est ce qu'avait dit le bon observateur qu'était Bouchut : qu'à son premier tubage, l'enfant put parler *d'une voix plus forte qu'avant l'intervention*. C'étaient les vibrations des replis aryténo-épiglottiques, et non des cordes vocales comme on avait prétendu lui faire dire.

Si la fatigue l'emporte sur les forces, l'enfant est calme ; souvent il dort d'un sommeil des plus doux.

Quel contraste frappant avec les suites de la trachéotomie !

Tolérance du tube.

Immédiatement après avoir placé le tube dans le larynx, l'ouvre-bouche enlevé, l'enfant démaillotté, il se produit une période qui peut durer de quelques minutes à un quart d'heure et même davantage, et que j'appellerai volontiers *période de réaction de la muqueuse laryngée*, dans laquelle celle-ci lutte pour se défaire du corps étranger.

La réaction se traduit par de forts accès de toux, de vraies quintes, plus ou moins interrompues par des moments de calme, et dont le résultat, bien heureux certainement, est de débarrasser le larynx des mucosités et des pseudo-membranes qui l'encombrent.

Mais bientôt l'extrême irritabilité de la muqueuse s'apaise, et cette période bruyante fait place à une période d'accalmie, de tolérance parfaite, interrompue de temps en temps par une quinte de toux.

Stabilité du tube.

On a étudié et on a émis des théories pour expliquer la stabilité du tube dans le larynx. M. O'Dwyer et ses élèves pensent que c'est le sphincter glottique, la tonicité des cordes vocales qui maintiennent le tube en place.

En face de cette théorie se trouve la *théorie cricoïdienne* soutenue par M. Bayeux et acceptée par beaucoup d'auteurs. Suivant lui, le rôle actif appartient à l'anneau cricoïdien, région tout entourée de cartilage et qu'on considère comme peu dilatable. M. Bayeux conclut, en ce qui concerne la stabilité, que le renflement d'un tube laryngé doit se trouver immédiatement au-dessous du bord inférieur de l'anneau cricoïdien (Voy. fig. 21), qui constitue le point le plus étroit, et que tout ce qui dépasse est donc superflu.

Les deux théories sont basées sur des observations et faits cliniques et anatomo-pathologiques, et toutes les deux ont leurs adeptes.

Pour ma part, aucune des théories émises n'a de valeur exclusive. Je crois que la *bague* cricoïdienne et le *diaphragme* allongé et tendu que présente la glotte, doivent être invoqués tous deux pour expliquer la parfaite stabilité du tube.

Lubrification du tube.

Bien des auteurs conseillent, afin d'éloigner la possibilité de l'obstruction par le dessèchement des mucosités et l'arrêt consécutif des fausses membranes dans la lumière du tube, de la lubrifier avec de l'huile mentholée (1/30), pratique qu'on recommande de répéter davantage quand on soupçonne que l'obstruction *lente* est en train de se faire.

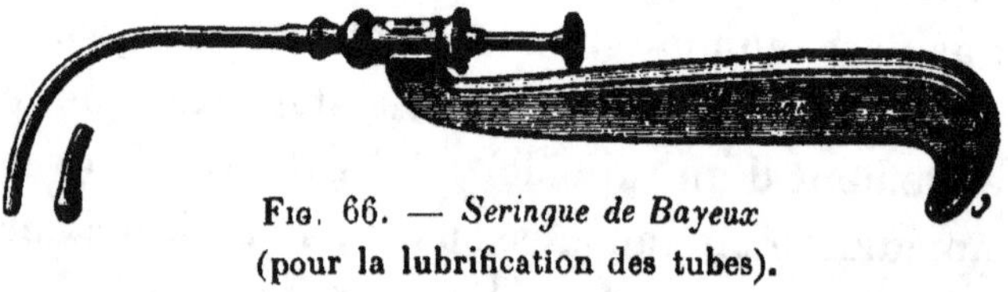

Fig. 66. — *Seringue de Bayeux*
(pour la lubrification des tubes).

Dans ce but, M. Bayeux a imaginé une seringue avec un manche spécial (fig. 66). Mais c'est une manœuvre que seule le médecin peut faire, et qui demande toute la mise en scène de l'intubation elle-même.

Si la présence du médecin est requise, principalement en ville, il vaut mieux, à mon sens, enlever le tube et le replacer, en cas de besoin, plutôt que de borner la visite à une simple lubrification.

En l'absence du médecin, ce que je conseille toujours, c'est d'administrer au patient un vomitif : les efforts qu'il provoque arrivent très souvent à déboucher le tube. C'est une des ressources qu'on peut mettre sans danger entre les mains des parents. (Voy. page 188.)

Atmosphère.

Pour prévenir les mêmes accidents dont nous venons de nous occuper, ainsi que des complications possibles du côté de l'appareil pulmonaire, il faut se préoccuper, chose d'importance capitale, de l'atmosphère que doit respirer le malade.

Une atmosphère chaude et humide lui est indispensable : chaude sans dépasser 25°, humide dans une limite raisonnable.

Quelques mots sur cette dernière circonstance : dans les hôpitaux bien aménagés il y a la *chambre à vapeur* (1) ; dans la clientèle, une chambre quelconque, pas trop grande, débarrassée de tout ce qui craint l'humidité et à la température indiquée, peut être facilement convertie en chambre à vapeur.

Il suffit, pour cela, de maintenir de l'eau constamment en ébullition dans un ou deux récipients. Je conseille toujours de mettre dans l'eau quelques cuillerées d'essence de térébenthine et quelques feuilles d'eucalyptus. Bientôt l'atmosphère devient humide et aromatisée, ce qui la rend très supportable et je dirai même agréable.

On a conseillé, dans le même but, de faire des pulvérisations d'eau tiède autour du lit du malade. Ce n'est pas pratique. Mais c'est là une réelle ressource pendant les fortes chaleurs, puisqu'on évite le foyer calorifère.

Enfin M. Bayeux a proposé d'enfermer le lit entre deux draps suspendus à une certaine hauteur, formant une espèce de moustiquaire allant jusqu'au ras du sol, et à l'intérieur duquel on dispose quelques récipients d'eau bouillante, qu'on renouvelle de temps en temps : c'est la *tente de vapeur*.

---

(1) C'est une chambre ordinaire, spacieuse, dans laquelle on dispose de grands récipients dans lesquels on maintient de l'eau en ébullition.

De la déglutition.

Nous avons dit qu'aussitôt après l'opération il se produit une quinte de toux.

Quelques auteurs, soit avec l'intention d'augmenter l'intensité de ces accès, soit pour les provoquer, aiment à donner à boire à l'enfant quelques gorgées de liquide, du grog généralement. C'est une pratique qui n'est pas du tout nécessaire, mais qui ne présente pas d'inconvénients.

Bien souvent, c'est l'enfant même qui demande à boire, mais une fois qu'il a essayé, saisi de la difficulté momentanée qu'il éprouve, il se refuse à recommencer.

Pendant cette quinte initiale et les suivantes, le patient rend des mucosités et des pseudo-membranes en quantité. Celles-ci sont parfois des fausses membranes *géantes* que l'on ne croirait pas avoir pu franchir la lumière du tube, relativement étroite. Dans tous les services de diphtérie on voit de ces curieux échantillons.

Cette gêne, cette difficulté de la déglutition chez l'enfant tubé, est précisément un des points noirs sur lequel sont tombés presque tous les adversaires de la méthode pour l'exsécrer. Le perfectionnement des tubes fait aujourd'hui disparaître presque complètement ce redoutable inconvénient.

De l'alimentation.

Cela ne veut pas dire que l'alimentation des petits tubés ne demande pas de conseils spéciaux que nous allons exposer et qu'il faudra toujours avoir présents à l'esprit.

Il y a des enfants qui refusent tenacement toute alimentation. C'est là un symptôme très défavorable, disait Huber en 1887.

Mais il ne faut pas attacher une grande valeur à la volonté du malade : il faut insister, et on réussit presque toujours, si on a le soin d'harmoniser les goûts de l'enfant avec les prescriptions de régime ordinaire, si on a recours soit à la persuasion, soit aux menaces et à la force même, le cas échéant.

Quand l'enfant est gentil, quand il accepte volontiers les aliments, que faut-il lui donner à manger ? Laissons de côté les indications exigées par son état, par la maladie elle-même, pour nous occuper exclusivement de l'alimentation qui lui est propre.

Etant donné que le patient a de la peine à avaler des liquides, on aura recours à des aliments offrant quelque consistance : les purées de légumes (verts ou secs), les crèmes ordinaires ou glacées, les différents farineux exclusifs aux jeunes enfants, tels que la farine d'avoine ou d'orge, la farine lactée, le tapioca, le riz, etc., préparés avec du lait ou de l'eau ; les panades, les soupes épaisses, les œufs à la coque ou brouillés, du lait gelé ou condensé, du chocolat épais, des gelées différentes, de la glace pilée, etc., etc.

Aux tout petits enfants M. Huber (de New-York) donne aussi de l'eau de farine d'avoine épaisse, bien cuite et bien filtrée, avec des blancs d'œufs et du lait, ajoutant du sel ou du sucre a volonté.

Dans ma pratique, à Buenos-Aires, j'ai toujours conseillé le *chuño* (1) au lait, d'une grande valeur nutritive et dont les enfants se sont montrés très friands.

Souvent les liquides peuvent passer sans encombre, à doses minimes : c'est ainsi que par cuillerées à café, par demi-cuillerées, et quelquefois à doses moindres, on arrive à faire boire au patient jusqu'à un demi-verre de liquide.

---

(1) Fécule glacée d'une pomme de terre spéciale qui croît en Amérique et qu'on prépare à la manière des fécules ordinaires conseillées pour les jeunes enfants.

Pour mieux faire avaler, il est indiqué de s'ingénier à faire manger l'enfant la tête déclive (Caselberry) ; on pourra aussi, dans les cas d'impossibilité complète, retirer le tube pendant les repas, mais cela n'est pas recommandable.

Emploi de la sonde. — Quant à l'enfant qui refuse toute alimentation, allant jusqu'à refuser d'ouvrir la bouche, on recourra à la *sonde œsophagienne,* que quelques auteurs comme Llorente (de Madrid) emploient d'une façon presque générale, ainsi que j'ai pu le voir dans sa clinique de l'Institut microbiologique de Madrid.

On se sert d'un tube de Faucher, de petit calibre ; je me suis servi aussi d'une sonde de Nélaton. L'enfant, maintenu la tête légèrement renversée en arrière, et le tube ou la sonde préalablement vaselinés, on introduit l'un ou l'autre par l'une des narines, jusqu'à l'estomac. Un petit entonnoir, disposé à l'extrémité libre de la sonde, reçoit l'aliment : du lait avec un jaune d'œuf, une crème légère, etc., toujours bien filtrés, afin de ne pas boucher le bout de la sonde.

Comme le recommande M. Llorente, la sonde doit être retirée avec le plus de rapidité possible. On évite ainsi un réflexe qui aboutit toujours au vomissement.

Emploi des lavements alimentaires. — L'alimentation par la voie rectale a été préconisée par M. Caille (de New-York). Il pourrait devenir nécessaire d'y avoir recours, mais on n'ignore pas que l'absorption et l'assimilation dans la dernière partie du gros intestin sont peu importantes.

En cas de nécessité, on utilisera aussi les hypodermoclyses de sérum artificiel.

Quand on a à faire à des nourrissons, chez lesquels, d'ailleurs, le croup diphtérique est très rare, la gêne de la déglutition oblige à s'ingénier d'une manière ou d'une autre afin de pouvoir alimenter l'enfant. Dès que le nourrisson tubé se met à teter, et au moment d'avaler il éprouve de la toux et quelque difficulté, chose qui se répète à chaque tentative, l'enfant refuse le sein. Il faut essayer de donner le lait même de la nourrice, par toutes petites cuillerées, ou encore de le préparer de la consistance de purée par l'adjonction de fécules ordinaires. M. Egidi, qui a tubé un bon nombre de nourrissons, s'est trouvé bien de l'emploi de la gélatine Liebig dont il recommande d'user dès le premier moment. — En outre il faut avoir présent à l'esprit que le nourrisson tolère très bien la sonde œsophagienne, et on ne doit pas hésiter d'y avoir recours à la moindre difficulté.

Précautions concernant le fil de sûreté.

Si le médecin, pour une raison quelconque, a laissé le fil à demeure, il est à l'abri des ennuis possibles, s'il suit l'exemple de M. Trumpp : au lieu d'emmailloter et d'attacher l'enfant, il bande les deux membres supérieurs en disposant dans le bandage quelques lames de bois très minces, pour empêcher la flexion du coude.

Les enfants ont ainsi leurs petites mains libres et ils se trouvent bien plus contents ; d'autre part il n'y a pas de doute que le fil soit ainsi bien garanti. A Francfort, on fabrique des bandages appropriés à cet objet. Pour les tout petits malades, un carton ou une manchette empesée, au lieu de bois, suffit.

Hygiène de la bouche.

L'hygiène ordinaire de la cavité buccale ne sera pas négligée chez l'enfant tubé : gargarismes pour les grands enfants, nettoyage de la bouche avec des baguettes garnies d'ouate chez les tout petits malades.

En résumé, il n'y a pas, chez les enfants tubés, de préoccupations sérieuses, de soins minutieux à prodiguer ; et n'importe qui, pourvu qu'il soit leste, éveillé, suffit à donner l'alerte quand il commence à apercevoir de la dyspnée, de la fatigue, que l'enfant témoigne en devenant tranquille, triste.

2° **Après le détubage.**

Quand il n'y a pas de complications, complications qui feront le sujet de notre quatrième chapitre, le petit malade, après l'extraction du tube, si on a pratiqué celle-ci au moment opportun, peut être considéré comme un enfant guéri, rien ne pouvant plus nous inquiéter. Son état général ne change pas visiblement d'un moment à l'autre.

La déglutition.

Quelquefois il se passe des heures, un jour, deux jours, pendant lesquels l'enfant continue à éprouver encore quelque gêne pour la déglutition, mais elle va diminuant de minute en minute.

La raucité de la voix.

La raucité de la voix est une suite obligée à laquelle échappent très rarement les enfants.

Elle ne dépend pas toujours de la durée de la permanence du tube dans le larynx : des cas très précis rapportés par les auteurs prouvent qu'il n'existe pas de relation directe entre l'intensité et la durée de la raucité et le temps plus ou moins long pendant lequel le tube est resté en place.

Il y a des cas où la raucité se prolonge, mais, généralement, la voix revient petit à petit, et 4, 8, 10, 15 jours lui sont suffisants pour se réinstaller et reprendre son timbre normal. Jamais on n'a rapporté un seul cas d'enrouement définitif.

On a cherché à expliquer le phénomène de la raucité :

M. Bókay l'attribue aux traumatismes et lésions produites par l'introduction du tube, plutôt qu'à sa permanence dans le larynx. Il ajoute aussi que le degré et la durée de l'enrouement sont en raison directe du nombre des tentatives.

Je ne partage pas l'opinion du professeur hongrois : l'enrouement plus ou moins accentué est de règle après l'intubation, tandis que traumatismes et lésions au moment de tuber sont l'exception.

M. Galatti croit que le phénomène peut relever d'une paralysie. C'est aussi l'opinion de M. Carstens, dans les cas où la raucité se prolonge au delà du septième jour après le détubage. M. Romsburger, cité par Bókay, qui a fait des examens laryngoscopiques, n'a rien constaté.

Pour ma part, j'incline à penser que le traumatisme continu, exercé par le corps métallique dans cette région si délicate, déterminerait une espèce d'engourdissement des cordes vocales, plus ou moins marqué suivant les sujets, et dont la restitution à l'état normal serait intimement liée à la restitution de la voix. Cela n'exclut pas que dans beaucoup de cas on puisse incriminer les traumatismes, lésions, etc.

Il reste, en somme, à déterminer la genèse de ce phénomène si constant, vis-à-vis duquel la thérapeutique est impuissante.

Tableau VI.

Les suites de l'intubation.			
Après le tubage.	Tolérance du tube.	Période de réaction de la muqueuse.	Dure de quelques minutes à un quart d'heure, souvent davantage : quintes de toux plus ou moins fortes et expectoration de pseudo-membranes et mucosités. *Période bruyante.*
		Période de stabilité.	La stabilité devient complète : une expulsion extemporanée du tube est l'exception. — La stabilité est due à la conformation spéciale du tube ainsi qu'à la tonicité des cordes vocales et à la constriction de l'anneau cricoïdien. *Période d'accalmie.*
		Gêne de la déglutition.	Due à ce que l'épiglotte ne bouche pas complètement l'entrée du larynx à chaque déglutition. — Avec les tubes à tête basse, l'inconvénient disparaît presque complètement. — D'ailleurs, la présence du tube ne gêne pas longtemps la déglutition.
	Soins et précautions complémentaires.	Lubrification du tube.	Recommandée pour éviter l'obstruction lente : c'est un procédé incommode qu'on doit laisser de côté.
		Atmosphère.	A la température de 20 à 25°, et très humide : on établira soit la chambre à vapeur, soit la tente de vapeur.
		Alimentation.	Choisir des aliments offrant quelque consistance : purées, crèmes, différentes fécules, etc. — On n'emploiera la sonde œsophagienne, les lavements nutritifs et les hypodermoclyses qu'en dernier ressort.
		Fil de sûreté.	Pour le préserver on emmaillote l'enfant, ou on bande les bras pour empêcher la flexion du coude.
		Hygiène de la bouche.	Gargarismes pour les grands enfants. — Nettoyage avec des baguettes garnies de ouate pour les petits enfants.
Après le détubage.	Conséquences fugaces.	Déglutition..	Parfois l'enfant continue à éprouver quelque gêne, qui disparaît d'ailleurs rapidement.
		Raucité de la voix.	Plus ou moins accentuée est une conséquence habituelle de l'intubation. Jamais elle n'est définitive. La pathogénie en est encore très discutée. Durée : de quelques heures à 10 et 15 jours.
	Conséquences prolongées.	Ulcérations..	Dues au décubitus (très rares). . . . . Dues aux traumatismes d'introduction ou d'extraction (formellement à éviter). } Les symptômes sont inconstants et infidèles.
		Fausses routes.	« Sont le fait d'opérateurs particulièrement brutaux » (Marfan).

CHAPITRE IV

DIFFICULTÉS, ACCIDENTS, COMPLICATIONS DE L'INTUBATION.

Nous allons passer en revue tous les accidents, difficultés et complications qui peuvent se produire dans la pratique courante, et nous indiquerons les moyens de les éviter dans la mesure du possible.

1° **Pendant l'intervention.**

Des anomalies.

Quelques auteurs citent des cas où la bouche est excessivement petite et la voûte du palais très basse. Lorsque cette particularité s'oppose absolument au tubage, on devra recourir à la trachéotomie ; heureusement ce cas est très rare.

De l'ouvre-bouche.

La mise en place de l'ouvre-bouche est souvent difficile, vu la résistance qu'opposent certains enfants, mais on y arrive quand même ; nous nous en sommes déjà suffisamment occupé dans le troisième chapitre, pour ne pas y revenir.

Il peut arriver parfois que, si l'aide néglige l'instrument, les augets dérapent, et que l'enfant, en fermant brusquement la bouche, se blesse les gencives ou la voûte du palais, blessures qui se recouvrent souvent de pseudo-membranes. Comme on le comprendra, cet accident est facile à éviter.

Des points de repère.

La difficulté d'orienter l'index gauche est due quelquefois à l'œdème des replis aryténo-épiglottiques, qui peut rendre l'opération du tubage impossible, et qui obligerait à recourir à la trachéotomie. Le tubage serait impraticable dans ce cas, à cause de la difficulté que le tube éprouve à pénétrer, et même s'il pénètre, parce que sa tête ne peut pas arriver jusqu'à sa vraie place. Dans le croup diphtérique, ceci est rare, et je n'ai eu occasion de l'observer qu'une fois, par hasard, dans le service du Dr Marfan.

Angine très forte.

Il arrive quelquefois que, dans les cas de diphtérie pharyngée, les amygdales, sensiblement hypertrophiées, sont couvertes de pseudo-membranes; on doit alors et tout d'abord faire un nettoyage aussi soigné que possible, et procéder ensuite au tubage. Avec les tubes sans mandrin, on fera en sorte de ne pas arracher une fausse membrane, car elle pourrait obstruer son orifice.

Index trop court.

M. Sevestre dit qu'à partir de sept à huit ans le larynx est très bas, et rend difficile la recherche des points de repère. C'est une chose qui ne m'est jamais arrivée : j'ai toujours pu dominer commodément le champ opératoire. Mais si ce cas se présentait, je tâcherais d'effectuer le tubage comme je le fais chez l'adulte (voy. page 219), sans songer à m'aider du médius, chose que je considère comme impossible dans la pratique.

Un index de moyenne longueur, de dix centimètres et demi à onze centimètres, (mesure
anthropométrique), triomphe dans tous les cas
chez l'enfant.

Hémorragies, pneumorragies.

Les manœuvres maladroites, soit dans la
recherche des points de repère, soit dans les
tentatives d'introduction, font saigner la muqueuse laryngée, déterminant de légères hémorragies qu'il convient d'éviter.

Les hémorragies abondantes sont extrêmement rares. L'état d'inflammation de la muqueuse explique d'ailleurs le phénomène.

Mackenzie a rapporté le cas d'une véritable pneumorragie, survenue quelques heures
après le tubage, et qui coûta la vie au patient.

Elle ne put être incriminée au tubage. On
sait bien que les troubles de la circulation dus
à un état asphyxique qui se prolonge sont pro-
fonds, et que soit la stagnation, soit le reflux
du liquide sanguin dans les capillaires des
alvéoles pulmonaires, expliquent d'une manière satisfaisante le phénomène.

Des spasmes.

Parfois, et même assez fréquemment, on

ne peut pénétrer dans la glotte, bien qu'on soit à l'entrée. L'index, dans ce cas, éprouve la sensation d'un fond dur et tendu ; la cause en est aux spasmes respiratoires, de plus ou moins longue durée, qui, tendant fortement les cordes vocales, en bouchent l'entrée.

S'il ne se produit ni syncopes, ni convulsions, il suffit, comme nous l'avons dit, d'attendre un moment, avant de tenter l'entrée, et de profiter de la première inspiration pour engager le tube, car l'insistance détermine souvent ces mêmes phénomènes qui peuvent provoquer instantanément la mort de l'enfant.

Dans le cas où il se produirait des syncopes et convulsions au moment de tuber, ce qui arrive surtout quand on a retardé l'administration du sérum, la conduite varie, et on doit suivre entièrement les indications de M. Landouzy. « Si vous n'êtes pas très sûrs
« de vous, ne recourez pas à l'intubation et
« faites la trachéotomie, facile à pratiquer sur
« un syncopé, puisque l'opération devient
« une véritable dissection ; si, au contraire,
« vous pratiquez habilement l'intubation,
« placez rapidement votre tube et combattez
« ensuite la syncope par la respiration arti-
« ficielle, les inhalations d'oxygène, et les

« convulsions par les bains sinapisés et les
« injections d'éther. »

Cet auteur ajoute qu'en général, si la mort
ne survient pas immédiatement après ces accidents, elle ne tarde pas à se produire quelques heures plus tard. Je ne partage pas
l'avis de l'éminent professeur, car mes observations personnelles à ce sujet ont été bien
loin de le confirmer.

Syncopes et mort subite.

Plusieurs auteurs ont signalé des cas
effrayants, de vraies syncopes amenant la mort
du patient, soit pendant l'opération, soit quelque temps après. M. Trumpp a observé les
mêmes accidents, la mort subite, imprévue,
chez des enfants néphritiques. Il prétend que
les seules causes qui peuvent expliquer la
mort dans ces cas sont l'affaiblissement car-
diaque par le poison diphtérique ou la grande
excitabilité du système nerveux.

Ce sont des cas tout à fait exceptionnels
contre lesquels on ne saurait jamais être trop
prévenu. La rapidité de l'opération peut les
éviter dans une certaine mesure ; et, une fois
produits, on doit agir comme nous l'exposons
un peu plus haut.

Mais cette contingence ne suffit pas à faire repousser la méthode. L'incision des abcès rétro-pharyngés amène elle aussi quelquefois la mort subite, et cependant cette incision se fait journellement.

Chute dans l'œsophage.

Les commençants se trompent souvent de chemin et laissent le tube dans l'œsophage. On peut éviter sa pénétration dans le tube gastro-intestinal en se servant du fil qu'on ne doit pas oublier.

Si, malgré tout, il s'échappe sans qu'on puisse le retirer, c'est un accident peu important. Le tube parcourt tout l'appareil gastro-intestinal, et deux, trois, quatre jours après, on le retrouve dans les selles sans qu'il ait produit aucun mal.

Dans un cas suivi de mort, dont je fis l'autopsie, j'ai trouvé le tube vers la portion terminale de l'iléon, la tête en bas ; c'était 48 heures après que l'enfant avait avalé le tube.

Chute dans la trachée.

Il est possible que, par erreur, ou en pré-

sence d'un larynx disproportionné à l'âge de
l'enfant, on choisisse un tube trop petit, qui,
en descendant dans la trachée, augmente l'asphyxie et amène des convulsions. De là vient
le conseil de ne jamais tuber sans fil, bien
qu'ensuite ce dernier soit retiré.

Il pourrait également arriver qu'en voulant
extraire le tube avec l'extracteur, une forte
pression de l'index ou de la pince produise
le même accident. Ces cas sont rares, mais
possibles, et l'indication à suivre est de renverser le malade la tête en bas, de retenir le
tube par la pression pendant sa descente,
et de trachéotomiser immédiatement, pour
l'extraire par l'incision, et sauver ainsi l'enfant d'une mort certaine.

Pour ceux qui craignent la descente du
tube dans la trachée, il est bon de rappeler
l'expérience du Dr Brolhers, citée par Huber,
sur le cadavre : il mit le plus petit tube dans
le larynx d'un enfant de cinq ans et il incisa
la trachée pour pouvoir tirer sur le tube avec
une forte pince; or il eut de la peine à faire
franchir les cordes vocales par la tête du
tube, laquelle ne parvint pas à dépasser le
cartilage cricoïde.

Des fausses routes.

Jamais à un praticien, et rarement à un novice, il peut arriver que la pointe du tube, mal dirigée, au lieu de coïncider avec la fente sous-glottique, touche un des ventricules latéraux du larynx, sur lesquels une forte pression ouvrirait des fausses routes, accidents qui pourraient amener de sérieuses conséquences.

C'est pourquoi l'on conseille de bien s'orienter, d'agir avec douceur, et de *maintenir toujours l'introducteur dans la ligne médiane*. Si, malgré ces précautions, le fait venait à se produire, il n'y aurait qu'à *tenter à nouveau la pose du tube*, et si cela était impossible, à recourir à la trachéotomie. Un emphysème sous-cutané devra faire penser à l'existence d'une fausse route. M. Baer en relève 2 cas sur ses 300 observations.

M. Heyman (1) a rapporté un cas dans lequel « le tube est venu pénétrer dans la fossette « glosso-épiglottique gauche et ressortir au « dessous de l'os hyoïde, pour faire saillie

---

(1) Heyman. *Thèse de Paris.* 1897.

« sous les parties molles du cou ». — Dans un autre cas, le tube perfora de part en part la bande ventriculaire. Une autre fois,. dit M. Heyman, « le tube, après avoir pénétré dans « le ventricule, est venu glisser le long de la « face postérieure du cartilage thyroïde pour « ressortir par l'espace inter-crico-thyroï-« dien. »

M. Escat a fait une étude attentive des tubages difficiles (1) dans lesquels le tube ne peut pas être introduit à cause de faux engagements qui pourraient bien aboutir à déterminer des fausses routes. L'auteur envisage 3 cas :

1° L'extrémité inférieure du tube vient heurter contre la paroi postérieure, sur la surface interne du chaton cricoïdien ;

2° Engagement du tube dans l'espace inter-crico-thyroïdien au-dessous de la commissure vocale antérieure ;

3° Engagement dans les ventricules du larynx.

Il est presque impossible de savoir dans chaque cas laquelle de ces trois fausses routes s'est produites. M. Escat conseille, pour

____

(1) Escat. « Manœuvres externes appliquées aux tubages difficiles. » Section de Laryngologie, etc., du XIIIe Congrès international de Médecine. — (Comptes rendus, pag. 29.)

réussir l'opération, d'avoir recours successivement à deux manœuvres : l'une consiste à exercer avec le pouce de la main gauche une pression sur l'espace inter-crico-thyroïdien ; dans l'autre on se borne à « saisir le larynx « entre le pouce et l'index comme dans la « trachéotomie, mais en sens inverse, le poi- « gnet tourné vers le sternum » pour imprimer quelques mouvements de latéralité.

A mon avis, ce sont des manœuvres à tenter dans des cas extrèmes ; elles obligent à supprimer l'action de l'index guide, précieuse dans ces moments difficiles, à moins qu'un aide ne fasse la manœuvre, chose que ne conseille pas M. Escat.

Tube qui se bouche en entrant.

Il y a des cas où, bien que le tube ait pénétré dans le larynx, dans un cas plus ou moins pressant, il ne conjure pas les phénomènes asphyxiques, mais, au contraire, les augmente considérablement et semble menacer la vie de l'enfant. Qu'arrive-t-il ? — Que le larynx étant couvert de pseudo-membranes, le tube, en passant, en a arraché quelques-unes qui ont obstrué sa lumière. Il est nécessaire, dans ce cas, de retirer immédiatement le tube, dans lequel on trouvera le corps du délit. Le tirage disparaît parfois ainsi et l'intubation n'est plus nécessaire.

Dans le cas contraire, si, après un moment, le tirage et la dyspnée s'accentuent, on doit retuber. De là l'avantage de ne pas retirer le fil séance tenante, mais un peu plus tard, lorsque l'enfant, délivré de l'ouvre-bouche, a respiré librement quelques minutes.

Impossibilité de tuber.

Quelques auteurs ont consigné le fait, très rare, il est vrai, d'une tumeur endo-laryngée empêchant le passage du tube.

2° Après l'intervention.

Rejet du tube.

Il peut arriver, bien que peu fréquemment, que le tube soit rejeté dans un accès de toux survenant immédiatement après sa mise en place ou après un séjour plus ou moins prolongé dans le larynx (1).

---

(1) BAER nous raconte que, sur 34 patients qui expulsèrent des pseudo membranes, 17 moururent par le rejet du tube, soit 50 pour 100. Il est tombé, sans doute, sur une série de cas bien malheureux.

Le premier cas n'est pas grave ; il oblige seulement à recommencer le tubage, en cas de nécessité. Si l'intolérance du larynx se manifeste par le rejet du tube à chaque accès de toux, le mal sera conjuré, en choisissant un tube plus grand et en le posant tout de suite. Cela m'est arrivé dans trois cas ; il est excessivement rare que l'intolérance complète oblige à recourir à la trachéotomie, au cas où les symptômes asphyxiques continueraient.

Le second cas — rejet du tube quelque temps après l'opération et en l'absence du médecin, — est plus grave ; le médecin doit toujours être averti de suite. Généralement, lorsque le tirage réapparaît, il n'augmente que peu à peu d'intensité et cela permet d'attendre l'arrivée du praticien.

On a signalé encore la possibilité pour le tube, rejeté dans un accès de toux ou au moment de faire l'énucléation, de remonter aux fosses nasales, amenant ainsi de sérieux accidents. C'est une complication qu'on n'a vue qu'une fois.

Gêne de la déglutition.

Nous nous sommes précédemment occupé

de la difficulté de la déglutition, en faisant remarquer qu'avec les tubes que j'ai modifiés, cet inconvénient est presque conjuré.

Obstruction lente du tube.

Lorsque le tube demeure longtemps dans le larynx, il arrive fréquemment que les incrustations et, plus tard, les dépôts de pseudo-membranes et de mucosités, qui vont en augmentant, obstruent peu à peu la lumière du tube, produisant en certains cas du tirage, de la dyspnée et des accidents asphyxiques. On doit extraire le tube, le nettoyer, et retuber si le cas le demande. Mais il y a des cas dans lesquels les efforts de la toux, rencontrant une résistance de la part de l'obstacle en voie de formation, font rejeter le tube, et suppriment ainsi tout danger, soulageant quelquefois le malade.

On peut éviter l'obstruction lente en maintenant les enfants tubés, comme les trachéotomisés, dans une atmosphère très humide (Voy p. 161).

Quelques praticiens conseillent, en cas d'obstruction, de lubrifier la partie interne du tube avec quelques gouttes d'huile mentholée qui éviteraient les adhérences des pseudo-membranes, aidant ainsi à se débarrasser d'elles par l'expectoration. Ceci est une manœuvre incommode que les enfants repoussent avec terreur.

Obstruction brusque du tube.

C'est une complication ou accident dont on a exagéré la fréquence.

Nous ne disposons pas de statistiques pour établir son exacte proportionnalité, mais on peut être dans le vrai, je crois, en l'évaluant à 2 pour 100 par exemple. Ranke n'a observé que 2 cas d'obstruction complète sur 600 tubés.

Par contre, l'obstruction lente, si on ne s'entoure des conditions qu'exigent les petits tubés, est beaucoup plus fréquente. D'autre part, la gravité de l'accident diminue quand on sait que l'obstruction brusque se produit presque toujours peu de temps après l'introduction du tube, dans la période de *réaction laryngée*, avant que le médecin ait quitté l'enfant.

Il est vrai que cet accident peut se produire à n'importe quel moment, mais cela est rare. En outre, sachant que les effets du sérum commencent 18 à 24 heures après l'injection, on peut et on doit augmenter la surveillance du petit malade pendant le temps plus ou moins long de détachement des pseudo-membranes ; celles-ci, la plupart du temps, réussissent à franchir d'elles-mêmes la lumière du tube.

Contre l'obstruction brusque, il n'y a que deux ressources que le médecin qui s'absente doit mettre entre les mains et expliquer aux parents ou gardes-malades, au cas où cet accident viendrait à se produire ; ce sont : *a*) un vomitif ; *b*) le détubage.

a) Un vomitif quelconque, par les efforts qu'il provoque, arrive maintes fois à faire rejeter la pseudo-membrane qui obstrue le tube, parfois même à faire rejeter le tube.

b) Comment l'entourage tâchera-t-il de détuber l'enfant ? — Si on a conservé le fil de sûreté, la manœuvre est une chose toute simple. Un garde-malade intelligent pourra d'autre part être instruit pour faire l'énucléation de Bayeux dans un moment donné.

Et, en tout cas, on formulera, en outre du vomitif, ce conseil : l'obstruction brusque produite, *renverser le malade la tête en bas* ; la stabilité du tube est compromise dans cette position, et les efforts de la toux, qu'on peut même provoquer si elle ne se produit pas *motu-proprio*, font presque constamment le détubage immédiat.

Le fil de sûreté.

Les inconvénients de la conservation du fil, ont été étudiés antérieurement (voy. page 122).

Lésions de la muqueuse.

On cite encore le fait que le contact plus ou moins prolongé du tube arrive à ulcérer la paroi interne du larynx (lésions de décubitus).

Selon Northrup, qui s'est livré à cette étude, elles ne méritent pas le nom d'ulcères, car ce ne sont, en réalité, que des desquamations épithéliales qui arrivent rarement aux cordes vocales. M. Monti déclare n'avoir jamais constaté d'ulcérations chez des enfants qui avaient gardé le tube dans le larynx jusqu'à 80 heures.

Par contre, je crois que M. Variot exagère en affirmant que sur un tiers des enfants succombant après un long tubage, on trouve des ulcérations plus ou moins étendues. Ce même auteur cite les observations du Dᵣ Bókay, qui assure avoir trouvé également dans ses nombreuses autopsies d'innombrables cas d'ulcérations.

J'ai eu occasion de faire des autopsies dans deux cas de croup, où le tube était resté plusieurs jours dans le larynx, et dans l'une d'elles seulement je trouvai une petite perte de substance. Dans toutes les autres autopsies que j'ai pratiquées sur des sujets qui n'étaient demeurés tubés que deux, quatre et cinq jours, je n'ai pas trouvé d'ulcérations dans le vrai sens du mot. D'autre part, les examens laryngoscopiques que j'ai effectués dans quelques cas avec M. Segura, n'ont pas révélé l'existence de lésions.

Je pense que nombre de ces ulcérations laryngées doivent avoir, comme point de départ, des tentatives maladroites d'intubation, et quelquefois des manœuvres brutales pour réussir une énucléation ; il ne faut donc pas les attribuer systématiquement à l'effet du décubitus, ou contact avec frottement du tube.

Les signes des ulcérations laryngées sont très équivoques, incertains dans la clinique.

Dans des cas exceptionnels on arrivera à constater les lésions à simple vue, si elles siègent à côté de l'épiglotte et si l'enfant, docile, montre bien la gorge et l'arrière-gorge.

Au toucher, on aura de même de la peine à les reconnaître.

Dans la majorité des cas on ne peut pas compter sur l'examen laryngoscopique ; on sait combien il est difficile chez l'enfant.

Cependant pourront être encore considérés comme signes d'ulcérations :

1° Le détubage spontané, tardif et fréquent (Galatti).

2° Une hémorragie, tardive également ;

3° L'extraction ou le rejet d'un tube présentant des taches noires, qui correspondent aux endroits où il était en contact avec les ulcérations ;

4° Un malaise, une douleur quelquefois vive, localisée au niveau du larynx.

5° La réapparition progressive, plus ou moins lente, mais jamais instantanée du tirage après l'extraction (Escat). Ce signe d'ulcérations diffère de celui qu'on rencontre dans le spasme de la glotte et la paralysie des dilatateurs, où les phénomènes asphyxiques se présentent aussitôt qu'on a retiré le tube.

6° L'expectoration sanguinolente suivant l'extraction (Escat).

Mais c'est la suite des ulcérations qui est vraiment fâcheuse. Ce sont des tissus cicatriciels, des anneaux fibreux qui se forment et

qui aboutissent aux rétrécissements laryngés.
Heureusement le nombre des cas, du moins
ceux publiés, est très restreint (Galatti, Heubner, Baudrand, Baer, Bayeux, Ranke, nous en
rapportent quelques-uns), et on peut en conclure que les sténoses du larynx consécutives
aux ulcérations sont très rares.

L'indication à suivre dans des cas de cette
nature est de procéder à la trachéotomie et de
rester dans l'attente d'une audacieuse intervention chirurgicale. L'ulcération une fois
constatée ou soupçonnée, on enlèvera immédiatement le tube pour le remplacer, si le cas
l'exige, par la canule trachéale.

Bókay et Rauchfuss suivent avec succès
l'exemple d'O'Dwyer. Dans des cas d'ulcération ils continuent le tubage en disposant
sur le col du tube une couche de gélatine et
d'alun.

Les tubards.

Il faut noter encore comme complication la
production d'une dyspnée et d'un tirage inten-
ses à la suite de chaque tentative d'extraction,
ce qui oblige à retuber l'enfant autant de fois.

Quand le fait se produit dans un moment
où il n'existe plus de pseudo-membranes, et

que la maladie a en quelque sorte disparu, on incline à attribuer le phénomène soit au spasme de la glotte, soit à une paralysie des dilatateurs. Il arrive pour le tubage ce que l'on observe avec la canule trachéale, que l'enfant asphyxie après la première tentative d'extraction, obligeant à remettre la canule tout de suite.

Ceux-ci étaient les canulards à l'époque où la seule intervention était la trachéotomie ; ceux-là seront, selon M. Sevestre, *les tubards*. Le phénomène relève peut-être de la même cause : le spasme ou la paralysie.

Pour M. Trumpp, dans la plupart des cas, l'extraction définitive du tube est rendue impossible par une paralysie concomitante des cordes vocales.

C'est, en vérité, un sérieux inconvénient, mais que l'on n'observe que très rarement, chez des enfants extrêmement nerveux, et peut-être avec la même fréquence que pour la canule trachéale.

Dans ces cas, il faudra faire respirer au patient un peu de chloroforme, pour obtenir un relâchement, ou administrer le bromure de potassium, ou l'antypirine, avec lesquels on arrive à triompher. Avoir besoin de recourir à la trachéotomie serait un cas exceptionnel.

Des pneumonies de déglutition.

On a signalé la possibilité, très discutée par les auteurs, des *pneumonies de déglutition* dues à des particules d'aliments ayant pénétré dans l'arbre respiratoire.

Je ne les ai jamais observées, et on ne saurait m'attribuer une erreur de diagnostic ou d'appréciation, du moment que je déclare que je n'ai jamais vu, et je ne suis pas le seul, de pneumonies compliquant le croup diphtérique (1). Parodiant Trousseau, on pourrait bien dire que la pneumonie *n'aime pas* la diphtérie.

Meltzer (de New-York) affirme que les détritus alimentaires ne peuvent pas arriver aux poumons, que la colonne d'air de l'expiration, plus forte encore pendant la toux, les balaye, les rejetant dehors.

____

(1) Presque tous les auteurs s'accordent à dire que la pneumonie (je ne parle pas de la prétendue pneumonie de déglutition) est d'une grande rareté au cours de la diphtérie. C'est pour cela qu'en parcourant l'importante thèse de M. Baer de 1892, on apprend, non sans grand étonnement, que sur 74 enfants tubés, 33, soit 44,5 pour 100, ont été atteints de pneumonie, et que, dans 4 de ces cas, elle se manifesta 48 heures après l'intubation. L'auteur n'hésite pas à invoquer l'opération comme cause de la maladie.

Troubles de la voix.

Un fait observé, et dont le mécanisme reste à déterminer, est l'enrouement, qui atteint parfois à l'aphonie complète, à la suite de l'intubation.

Heureusement, cette complication (déjà traitée, page 170), de caractère plus apparent que réel, est passagère, et la voix reprend peu à peu son timbre naturel.

Tels sont les difficultés, accidents et complications de l'intubation. Presque tous sont faciles à dominer, et aucun d'eux ne mérite, je crois, les acerbes critiques que les adversaires de la méthode imputent à l'intubation.

Tableau VII.

Difficultés, accidents et complications de l'intubation.	Pendant l'intervention.	Tenant à l'enfant.	Anomalies. — Bouche très petite et voûte du palais très basse (cas rares).
			Ouvre-bouche. — La résistance et l'indocilité du patient qui refuse d'ouvrir la bouche, mais on arrive toujours à vaincre la difficulté.
			Points de repère. — Dans les cas d'œdème de la glotte et de la région subjacente, le tubage est parfois impratiquable (très rare).
			Angine. — Nettoyer la gorge le plus possible afin de ne pas refouler une pseudo-membrane ; précaution importante avec les appareils sans mandrin.
			Spasmes. — En général de courte durée: attendre une inspiration qu'amènera un relâchement et profiter de ce moment pour tuber.
			Syncopes et mort subite. — L'indication est de tuber incontinent pour continuer avec la respiration artificielle les injections d'éther, etc. (cas excessivement rare).
		Tenant à l'opérateur.	Index trop court. — Généralement un index de moyenne longueur triomphe dans tous les cas chez l'enfant.
			Hémorragies. — Souvent la muqueuse laryngée saigne légèrement : Cela n'a pas d'importance. Les hémorragies, au vrai sens du mot, ne se produisent presque jamais.
			Chute dans l'œsophage. — Sans aucune importance : le tube est rendu quelques jours après sans difficulté.
			Chute dans la trachée. — Cela relève d'une erreur dans le choix du tube ou des pressions exagérées avec l'extracteur. L'indication est de soulever le larynx et tenter le repêchage. En dernier ressort la trachéotomie.
			Fausses routes. — (Voy. tableau VI).
			Tube qui se bouche — L'indication est d'enlever le tube, le nettoyer, et le remettre

Tableau VII.
(*suite*).

Difficultés, accidents et complications de l'intubation. (*suite*).

Après l'intervention.	Chez l'enfant tubé.	Rejet du tube.	**Précoce.** Il se produit dans un accès de toux, immédiatement après le tubage. Quand le phénomène se répète plusieurs fois de suite, cela tient à ce que le tube est trop petit et on devra le changer.
			Tardif. Il est plus rare : parfois l'enfant n'a plus besoin du tube, d'autres fois il faut retuber.
		Gêne de la déglutition.	Ce n'est pas une grave complication (Voy. tableau VI).
		Obstruction du tube.	**Lente.** La chambre à vapeur conjure cet inconvénient.
			Brusque. Une fois produite détuber immédiatement. On peut donner un vomitif (elle est très rare).
		Fil de sûreté.	Les soins et précautions (Voy. tableau VI) écartent toute crainte vis-à-vis du fil laissé à demeure.
	Chez l'enfant détubé.	Lésions de la muqueuse.	**Traumatisme d'introduction.** On peut et on doit l'éviter ; ils sont le fait de manœuvres brutales.
			Traumatisme de séjour. Sont rares et arrivent exceptionnellement à la production de vrais ulcères.
			Traumatisme d'extraction. On peut et on doit l'éviter : il relève de manœuvres mal comprises.
		Les tubards.	Pas plus fréquents que les canulards.
		Pneumonies de déglutition.	Anjourd'hui presque personne ne les accepte.
		Troubles de la voix.	Ne constituent pas un accident, pas plus qu'une complication. — La raucité est une conséquence habituelle de l'intubation sans aucune importance fâcheuse.

CHAPITRE V

DE L'INTUBATION
DANS LA CLIENTÈLE PRIVÉE

Les partisans de la trachéotomie prétendent encore qu'étant donné les deux contingences d'obstruction et d'expulsion extemporanées du tube, le tubage est une intervention qui doit être reservée exclusivement aux services des hôpitaux, et jamais à la clientèle privée de la ville ou de la campagne.

Nous nous sommes déjà occupé de ces deux accidents possibles : l'obstruction lente du tube s'évite presque complètement avec la chambre à vapeur ; l'obstruction brusque, plus rare, quand elle se produit, succède presque toujours au moment de l'intervention.

Quand le tube est rejeté spontanément, dans un accès de toux, le tirage peut réapparaître, mais j'ai observé que, dans ce cas, il revient lentement, sans revètir de symptômes alarmants, et permet toujours d'attendre l'arrivée du praticien. On compte les faits publiés d'enfants morts à cause d'un retard, dans un cas de rejet extemporané du tube.

Le Dr Jacques (de Marseille) (1) repousse avec énergie ces accusations, conseillant le tubage comme plus raisonnable que la trachéotomie, dans la clientèle privée de la ville et de la campagne.

Il faut rappeler que l'autre ressource, la trachéotomie, a aussi des contingences imprévues ; d'autre part je me demande si actuellement un médecin a le droit de priver les enfants de sa clientèle particulière, si le cas l'exige, d'une intervention si bénigne, pour les condamner à la féroce et redoutable opération sanglante (2). Triste sort des gens fortunés ! Les petits hospitalisés, avec le tubage, seraient bien plus heureux !

Mais ce n'est pas ainsi que doit être envisagée la question ; c'est une grave erreur : le tubage s'impose, ne fût-ce que pour retarder autant que possible la trachéotomie, et le médecin qui n'agirait pas de cette façon ne saurait échapper à une critique sévère.

---

(1) *Revue mensuelle des maladies de l'enfance,* avril 1899.
(2) Ceux qui n'ont jamais fait une trachéotomie, m'accuseront peut-être d'exagération. Faites-la une fois et vous me donnerez raison.

Demandez aujourd'hui quel est le médecin qui consentirait à une trachéotomie chez son propre enfant sans avoir tenté le tubage, et il est certain que vous n'aurez pas facilement une réponse affirmative.

La formule émise : tubage à l'hôpital, trachéotomie en ville, tombe par terre. Elle ne peut plus être acceptée.

L'enquête à laquelle je me suis livré parle bien haut et bien éloquemment : les professeurs et les maîtres, on pourrait dire du monde entier, sont d'accord. On lira avec intérêt à la fin du dernier chapitre les opinions auxquelles je fais allusion.

On lira aussi plus loin l'étude minutieuse que j'ai faite des avantages de la nouvelle méthode, et cette lecture, peut-être, pourra apporter la conviction à plus d'un indécis.

Il est vrai que l'intubation dans la clientèle réclame encore quelques conseils en plus de ceux indiqués antérieurement. Nous allons les passer en revue ; ils sont des plus simples, des plus élémentaires.

Moment de tuber.

On doit suivre toutes les indications étudiées dans notre deuxième chapitre. On comprend bien qu'à l'hôpital la période d'expectative, qui peut être prolongée grâce à la présence d'un excellent personnel, doit devenir en ville beaucoup plus courte.

On tâchera, dans la mesure du possible, de ne pas différer une opération pour avoir à la faire la nuit, et de se décider plutôt, pour une intervention précoce.

Immobilisation de l'enfant.

Dans la clientèle on ne peut pas être exigeant en ce qui concerne les aides, pour pratiquer l'opération. Rarement on sera assisté par un collègue qui remplirait à merveille les fonctions d'aide.

Le plus souvent le médecin doit choisir à la hâte, dans l'entourage, le sujet qui lui paraîtra le plus apte, le plus courageux, et le choix tombe fatalement sur un ami de la famille, sur une bonne presque toujours.

On ne songera jamais, par principe, à demander l'aide de la mère, quoique son courage, en de pareilles circonstances, se montre parfois merveilleux (Bayeux).

Lorsqu'on pourra disposer de deux aides, on reconstituera d'après les instructions, déjà exposées, le tableau représenté par la figure 53.

Si l'on n'a sous la main qu'un seul aide, on devra se résigner à l'immobilisation de l'enfant

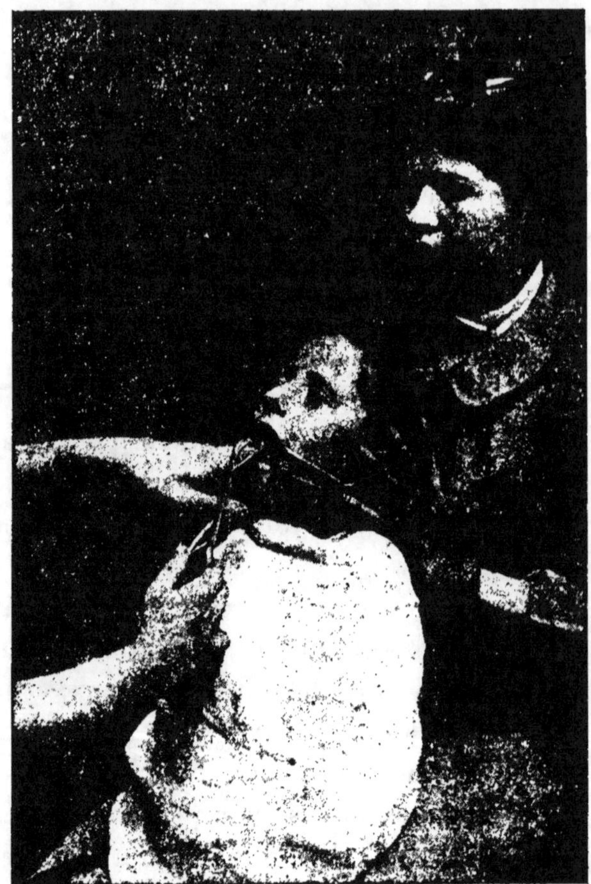

Fig. 67. — Immobilisation de l'enfant avec un seul aide.
(D'après une photographie de l'auteur.)

d'après la position donnée par la figure 67.

L'enfant étant emmaillotté, sans négliger une seule des prescriptions déjà longuement étudiées, l'aide le prend, assujettit ses jambes entre les siennes, et de ses deux mains le maintient la tête fixe, formant un angle presque droit avec le reste du corps. Deux doigts de sa main gauche retiennent l'ouvre-bouche que vient de placer le médecin.

M. Galatti prévoit le cas où tout aide fait défaut, et dans lequel on devra faire le tubage l'enfant couché, soit dans son lit, soit sur une table, après l'avoir bien emmaillotté.

Après le tubage.

L'enfant une fois tubé, le médecin devra rester auprès de lui une demi-heure au moins, temps suffisant le plus souvent pour qu'il soit témoin de la période de réaction de la muqueuse laryngée et qu'il puisse partir avec la conviction que la tolérance et la stabilité du tube sont assurées.

Moment de détuber.

Il est tout indiqué également de ne pas différer l'extraction du tube ni pour le soir ni pour la nuit, et de la faire toujours dans la matinée.

De même que pour le tubage, le médecin ne quittera le malade que quelque temps après, afin de demeurer convaincu qu'il n'aura pas besoin de retuber.

De la surveillance.

D'aucuns soutiennent l'absolue nécessité de laisser un médecin de garde à côté du malade. C'est une exigence que l'on pourrait avoir aussi à l'égard de bien d'autres malades atteints d'affections aiguës graves.

Une garde-malade, une infirmière intelligente qui sera mise au courant du rôle qu'elle aura à tenir auprès du petit tubé, suffit dans presque tous les cas pour parer dans une certaine mesure aux accidents possibles, et pour donner la première alerte.

Mais si, malgré tout, on peut laisser auprès du malade un médecin, un interne ou externe d'hôpital, familiarisés avec l'opération, on l'y laissera ; cela va de soi.

Cette manière de penser est confirmée par la manière d'agir de nombreux praticiens, entre autres M. Egidi, pour qui le tubage est devenu à Rome, on pourrait dire, un patrimoine. Il me dit, dans une lettre fort aimable, qu'il n'a pas l'habitude de laisser un médecin auprès du malade, persuadé qu'il y a en cela inutilité absolue, si ce confrère est incapable de faire une réintubation d'urgence.

M. Trumpp est d'accord sur la rareté des accidents de l'intubation, et pour lui le nombre de guérisons en ville dépasse 70 pour 100, chiffre qu'on obtient à l'hôpital.

Dans son livre (1) il nous dit que, d'après son enquête, sur 5 470 intubations il ne relève que 2 morts par obstruction du tube, 10 par auto-extraction, et 1 par extraction précoce et production de nouvelles sténoses en l'absence du médecin. Et c'est avec beaucoup de raison que M. Trumpp s'exclame : Que veulent dire 13 morts sur 5 470 intubations ! (2)

Cette énorme quantité de cas observés appartiennent à 55 médecins : 4 066 tubages ont été faits par 13 médecins en Amérique, 1 404 par 42 médecins en Europe. C'est la statistique la plus complète faite sur le tubage et ses complications. — Donc les accidents sont très rares.

Du médecin traitant.

Le médecin qui donnera ses soins à un enfant tubé devra toujours avoir présent à l'esprit qu'il a entre ses mains un malade

---

(1) Die unblutige operative Behandlung von larynxstenosen, mittelst der Intubation, 1900.

(2) Was wollen 13 Unglücksfälle unter 5470 Lntubationen besagen ! (p. 7-9).

dont l'état est grave, et qui peut requérir sa présence à tout moment ; il devra donc faire en sorte qu'on puisse le trouver à n'importe quel moment de la journée.

Le premier jour du tubage le malade exige au moins trois visites du médecin traitant, dont une, comme le conseille M. Escat, doit se faire à une heure aussi tardive que possible. Les jours suivants, tant que l'enfant ne sera pas détubé, deux visites journalières s'imposent.

Tout ce qui a été précédemment exposé permettra de se rendre compte que les dangers dont on veut entourer l'intubation pour la pratique en ville n'ont pas leur raison d'être, aujourd'hui surtout que nous disposons d'instruments parfaits. La pratique en donne aussi la raison, et non seulement rassure, mais encore encourage le médecin.

Comme synthèse finale, nous pouvons dire qu'actuellement les avantages de la nouvelle méthode sont palpables, et que, malgré des accidents et des difficultés minimes, elle a détrôné la féroce opération de la trachéotomie, en sorte que nous pouvons proclamer le tubage : *procédé de choix*, et la trachéotomie : *procédé de nécessité*.

Tableau VIII.

L'intubation dans la clientèle privée.

Tubage.	Moment de tuber.	Les mêmes indications déjà étudiées. La période d'expectation doit être plus courte pour éviter les exigences d'une surveillance médicale prolongée.
	Immobilisation de l'enfant.	La position de choix doit comporter toujours deux aides, comme nous l'avons dit plus haut. En dernier ressort on fera l'immobilisation avec un seul aide.
	Après le tubage.	Le médecin doit rester une demi-heure au moins à côté du malade.
	De la surveillance.	Un garde-malade intelligent est suffisant. Ce serait une exigence d'imposer la présence d'un médecin.
	Du médecin traitant.	Il donne ses soins à un malade gravement atteint, qu'il doit voir au moins trois fois par jour. Il s'efforcera d'être prêt au premier appel.
Détubage.	Moment de détuber.	Mêmes indications déjà données (voy. tableau V). Détuber toujours dans la matinée.
	Instructions au garde-malade.	La personne qui soigne l'enfant sera mise au courant du rôle qu'elle aura à tenir en cas des accidents prévus, d'obstruction du tube par exemple.
	Après le détubage.	Le médecin ne quittera pas le malade qu'une demi-heure après (au moins).

CHAPITRE VI

DE L'INTUBATION EN DEHORS DU CROUP

De temps en temps il se présente, chez l'enfant, l'occasion de conjurer un état asphyxique dont la cause siège au niveau du larynx. Ce sont de vrais cas de croup, avec tout leur cortège de symptômes, mais dont la nature n'est pas du tout diphtérique.

De même que dans le croup, on proclame aujourd'hui que, dans tous ces cas, le tubage est le procédé de choix, la trachéotomie venant en désespoir de cause.

Laryngite striduleuse; — L. œdémateuse; — L. aiguë.

Plaçons au premier rang la laryngite striduleuse, le faux croup, qui arrive fréquemment à mettre en grave danger la vie du patient ; la maladie étant de nature passagère, et peu grave en elle-même, il serait regrettable de trachéotomiser.

On sait que, dans la majorité de ces cas, un tubage de courte durée (Ferroud, Variot, Massei, Bókay, Escat, Ball, Rabot, etc.), voire même une dilatation forcée du larynx (C. Paul) suffit à conjurer le mal.

Il en est de même pour la laryngite œdémateuse (Escat), pour les laryngites aiguës compliquant, bien rarement, la grippe, la varicelle maligne (Roger, Bayeux), la variole (Massei), la coqueluche (Bókay), l'érysipèle, l'urticaire, etc., etc., où le tubage peut suffire.

Au cours de la scarlatine, on n'a pas signalé de manifestations laryngées importantes. Dans le laryngo-typhus, on n'a pas encore tenté le tubage, on a toujours fait la trachéotomie.

Laryngites de la rougeole.

En ce qui concerne les laryngites au cours ou à la suite de la rougeole, les opinions sont partagées ; — le dernier mot n'est pas encore dit.

M. Josias et son élève Retournard, inspirés peut-être par une statistique effrayante de M. Netter, préconisent d'une façon générale la trachéotomie d'emblée dans la rougeole, arguant que « la cause de l'échec du « tubage réside alors dans les lésions pro-« fondes de la muqueuse, lésions caractéri-« sées anatomiquement par du catarrhe in-« tense, des ulcérations, de l'œdème, des « fausses membranes ».

D'aucuns, entre autres Rabot, Variot, Sevestre, Bercy Forkins, Ball, O'Dwyer, Massei, Escat, etc., ont rapporté des succès. M. Marfan fait encore des réserves.

Je pense actuellement qu'il faut toujours tenter le tubage, étant donné qu'on ne saurait présager s'il pourra ou non nous rendre service et nous éviter une opération sanglante. La trachéotomie, pourtant, reste toujours en dernier ressort. Je crois qu'on exagère la crainte de l'action défavorable du tube sur la muqueuse laryngée dans la rougeole.

Sténoses laryngées.

En 1898, M. Bókay, dans *La Médecine infantile,* nous fait connaître une série de cas de sténoses syphilitiques, de rétrécissements cicatriciels, etc., chez l'enfant, guéris par le tubage.

M. Egidi, à la seconde réunion de la *Société de Laryngologie, Rhinologie et Otologie,* attira l'attention sur les diverses formes de maladies du larynx qui produisent des sténoses, terminant ainsi : « L'intubation a pris « une place importante dans la thérapeutique « infantile, pouvant être considérée comme « l'aide la plus puissante et l'alliée la plus « forte de la sérumthérapie dans le croup. »

M. Egidi divise les sténoses laryngées en trois catégories : chroniques, aiguës, et relevant d'une cause externe.

Canulards.

Dans des cas de canulards, chez lesquels on ne pouvait retirer la canule trachéale sans voir suivre des accès de suffocation, M. Ranke, depuis 1890, a révélé tous les services que pouvait rendre le tubage. Par la suite, beaucoup d'observateurs : O'Dwyer, Massei, Bókay, etc., ont publié des succès.

M. Bókay dit que si, autrefois, on procédait avec crainte à l'enlèvement de la canule avant de disposer de la ressource du tubage, aujourd'hui cette crainte n'a plus raison de subsister. Mais le maître généralise sa manière d'agir ; son procédé ne saurait être suivi.

Il dit que, *par principe*, dans tous les cas, avant de décanuler définitivement, il fait le tubage secondaire. C'est trop ! Que le tubage soit une opération bénigne, sans fâcheuses conséquences en terme général, je le veux bien, mais il ne faut pas condamner tous les enfants à subir les deux interventions : l'une par impérieuse nécessité, l'autre seulement pour prévenir de douteux accidents, attendu que les canulards ne sont pas si fréquents.

Que ce soit une indication et une ressource précieuses dans tous ces cas, c'est entendu, mais de là à les préconiser comme méthode, il y a loin.

Corps étrangers.

Dans quelques cas spéciaux de corps étrangers de la trachée, le tubage pourra rendre service. O'Dwyer a recommandé dans ce but l'emploi de ses tubes ronds et courts (fig. 9), de plus grande lumière, et par où le corps étranger mobile pourrait être expulsé facilement. Mais si celui-ci est très volumineux, on comprend qu'on ne puisse rien demander au tubage. C'est à la trachéotomie, à la laryngo-fissure qu'il faudra recourir en dernier lieu.

En cas de tubage, le malade demande une sévère surveillance, car, comme le fait bien remarquer M. Bókay, le corps étranger : pois, flageolet, grains de céréales, petite bille à jouer, etc., peut par hasard s'engager dans la lumière du tube et rendre urgent le détubage immédiat. De là l'avantage de laisser le fil à demeure.

Trachéotomie secondaire.

On a parlé de faciliter la trachéotomie, dans des cas d'indication spéciale, par un tubage préalable, ce qui permettrait de faire l'opération très tranquillement.

Pour quelques praticiens, la présence du tube, qui forme *sous-sol* au champ opératoire, rendrait plus difficile la trachéotomie.

Cas divers.

Le tubage pourrait encore rendre des services dans des cas d'herpès et de goutte aiguë, de lésions traumatiques (fractures) du larynx, et dans les sténoses provoquées par la présence de tumeurs, kystes, abcès rétro-pharyngiens, œdème de la glotte, phlegmon du cou, goitre, etc., etc., cas analysés et étudiés très minutieusement dans la thèse remarquable de M. Sargnon (1).

DE L'INTUBATION CHEZ L'ADULTE

Le croup diphtérique de l'adulte existe, mais il est rarement observé. J'en ai vu un cas chez une jeune femme de 21 ans (2).

(1) Sargnon. *Thèse*, Lyon, 1900. Tubage et trachéotomie en dehors du croup, etc.

(2) L..., Rose, 21 ans, entre à l'hôpital le 5 octobre 1898. Depuis la veille, elle éprouve des douleurs dans la gorge et de la gêne de la déglutition. De temps en temps, accès de toux. Elle est fatiguée pendant la nuit. Le jour suivant elle se réveille aphone, avec une sensation de picotement dans le larynx. Bientôt la dyspnée et le tirage s'accentuent, ce qui désespère la malade. A son entrée à l'hôpital, à deux heures de l'après-midi, elle est tubée aussitôt par M. Segura.

6 *Octobre*. — Je fais le détubage par *repêchage* et la malade peut se passer du tube durant une bonne partie de la journée. Elle rejette des mucosités et des petites pseudo-membranes que l'on soumet à l'analyse.

7 *Octobre*. — L'analyse bactériologique accuse la présence de bacilles de Lœffler. On injecte à la malade 3 000 unités de sérum de Behering. Malgré cela, je suis contraint de retuber le matin de très bonne heure.

L'examen laryngoscopique, fait par M. Segura, montre que le larynx est tapissé de pseudo-membranes, dont quelques-unes sont détachées et flottent au passage de l'air. La muqueuse est très rouge et œdématiée.

9 *Octobre*. — Le détubage définitif est fait. La malade entre en voie de guérison et quitte l'hôpital le 16.

(Perez-Avendaño, *Thèse*, Buenos-Aires, 1899. Croup, tubage du larynx, etc.)

Mais les sténoses laryngées de différente nature, principalement chroniques, qui demandent une prompte intervention pour conjurer une asphyxie imminente, sont relativement fréquentes. Bon nombre d'auteurs ont publié, à différentes reprises, des observations relatives aux cas d'œdème de la glotte, de papillomes, de fractures, de périchondrites et de gommes du larynx, et même de goitre, etc., dans lesquels le tubage a donné d'excellents résultats.

J'ai eu la chance d'intervenir dans deux cas : l'un a trait à un homme de 32 ans, atteint de syphilis laryngée tertiaire, qui avait déjà produit des rétrécissements laryngés. Le patient, momentanément à la campagne, fut trachéotomisé d'urgence, au moment où des accidents asphyxiques menaçaient sa vie. Quelques jours après, il arriva à l'hôpital avec sa canule trachéale, et c'est à ce moment que mon collègue et ami, M. Segura, chef du service, lui fit un examen laryngoscopique, qui confirma le diagnostic.

On substitua sans inconvénients le tube à la canule : quelques jours après, la blessure trachéale était cicatrisée ; le malade, qui tolérait le tube à merveille, mangeait et buvait sans difficultés. Tous les deux jours, je lui enlevais le tube pour le nettoyer, et le lui remettais séance tenante. Il passa presque deux mois avec le tube, et subit ensuite l'opération chirurgicale qui avait été décidée.

Le deuxième cas que j'ai observé est celui d'une femme de 45 ans, tuberculeuse très avancée, et qui, quelques jours avant sa mort, fut prise d'une laryngite avec épaississement des cordes vocales et infiltration sous-glottique. La fatigue et le tirage augmentant considérablement, nous résolûmes de la tuber, et avec succès, — car la malade mourut sans souffrance quelques jours après.

Ce cas confirme jusqu'à un certain point l'opinion de M. Ferroud qui dit que le tubage abrège les souffrances de l'agonie, devenant ainsi une opération euthanasique.

Ce que je viens de dire, ainsi que les cas rapportés par tous les auteurs, prouvent l'importance que revêt cette opération, qui remplace si avantageusement la trachéotomie même chez l'adulte, et expliquent d'autre part l'utilité de mettre en relief ses différentes modalités.

Emploi du laryngoscope.

Les spécialistes font très aisément le tubage

chez l'adulte à l'aide du laryngoscope, ce qui demande une installation spéciale ou, à son défaut, quelques conditions indispensables. Voici, en deux mots, la description de la technique :

Le malade, assis en face de l'opérateur, la lumière disposée à son côté gauche, tire lui-même sa langue entre deux doigts garnis d'un linge. L'opérateur introduit le miroir laryngoscopique de la main gauche, jusqu'à l'arrière-gorge, tandis que l'introducteur armé avance vers la glotte, attend le moment d'une inspiration et s'insinue dans le larynx.

A ce moment, la main gauche retire et laisse de côté le miroir, pour introduire l'index, — guide autrefois, — qui va appuyer sur le tube, aider le déclenchement et finir la descente.

La manœuvre du miroir doit être faite très vite et avec beaucoup de précaution, pour ne pas provoquer de réflexes qui gêneraient l'opération.

De l'anesthésie.

L'anesthésie cocaïnique n'est pas nécessaire. Il peut néanmoins survenir des cas où il faudrait faire le tubage pendant le sommeil chloroformique.

Instruments à employer.

Je ne vois pas la nécessité d'employer, comme le fait M. Lefferts, un introducteur et un extracteur plus longs ; avec les instruments pour enfants, j'ai réussi dans tous mes cas et principalement chez ce sujet de 32 ans qui était un homme fort et de grande taille.

Relativement aux tubes, le plus grand de la série ordinaire suffit. Dans la pratique infantile, ils servent jusqu'à l'âge de la puberté. Passé cet âge (et ici les observations des anatomistes se trouvent confirmées), le larynx grandit, bien que très peu, et le plus grand tube de la série est maintenu très souvent sans inconvénients.

Il sera bon, naturellement, d'avoir sous la main une série de tubes plus grands, la série dite pour adultes (1).

Dans le choix du tube, on doit se préoccuper, chose importante, non pas de l'âge du sujet (question complètement secondaire), mais surtout du développement de l'individu, et autant que possible du degré de la sténose.

---

(1) On connaît les séries de tubes pour adultes proposées par MM. Lefferts, O'Dwyer, Massei et Sargnon.

On doit aussi se rappeler que les affections qui demandent le tubage chez l'adulte diminuent sensiblement le diamètre de l'orifice glottique, nécessitant quelquefois l'emploi des plus petits tubes pour franchir le larynx.

L'opération.

En premier lieu, l'opération avec *l'index-guide* présente plus de facilités que chez l'enfant; le cas assez curieux du malade de M. Sargnon (1) pourra donner une idée de cette facilité. Le sujet, certainement très intelligent et courageux, en était arrivé à se tuber et se détuber lui-même régulièrement.

L'adulte s'asseoit tranquillement sans se débattre, et tout au plus, s'il est très nerveux et se trouve très agité, on fera bien de lui retenir les mains. Il sépare ses mâchoires volontairement et un seul aide suffit pour maintenir l'ouvre-bouche en place. Celui-ci ne devra jamais être négligé, car le malade, dans un moment de désespoir, peut inconsciemment mordre l'index de l'opérateur.

Presque toujours, ce doigt, pas assez long,

---

(1) SARGNON. *Archives prov. de chirurgie,* 1898.

a peine à parvenir jusqu'à la glotte (1) pour y chercher les points de repère que nous avons étudiés chez l'enfant. Dans ce cas, le malade lui-même, ou l'infirmière qui maintient l'ouvre-bouche, devra tirer autant que possible le bout de la langue entre le pouce et l'index, comme on le fait pour les examens laryngoscopiques. Cette légère manœuvre, soulevant un peu le larynx, facilite notablement l'opération. Essayer de soulever le larynx en appuyant sur les grandes cornes de l'os hyoïde (extérieurement) n'est pas recommandable, car cela contribue à augmenter la dyspnée et le tirage du patient.

Séjour du tube.

Dans les rares cas de croup, la permanence du tube dans le larynx est à peu près la même que chez l'enfant, quelquefois moindre. Dans les affections chroniques, la durée, comme on le comprend, varie suivant les cas.

Surveillance.

La surveillance chez l'adulte, même quand

------

(1) Le larynx de la femme est moins bas situé que celui de l'homme (SARGNON).

on laisse le fil à demeure, devient moins sévère que chez l'enfant. Contre les fortes quintes de toux, on peut avoir recours aux injections de morphine.

De l'alimentation.

Les mêmes indications que pour l'enfant doivent être observées. Il arrivera quelquefois que la difficulté de la déglutition obligera à détuber par intervalles ; l'adulte, contrairement à l'enfant, supporte très mal la sonde œsophagienne.

Extraction du tube.

L'extraction par le procédé de Bayeux est très difficile, je dirai même impossible, et les tentatives en sont toujours douloureuses. Cela est dû, sans doute, à la consistance plus ou moins grande des cartilages de la trachée.

Il est nécessaire de recourir au *repêchage* du tube (voir page 126), manœuvre horriblement difficile, si on n'a pas recours au miroir laryngoscopique. La difficulté provient de ce que le larynx de l'adulte est situé très bas.

On peut bien se résoudre à la conservation du fil de sûreté, que l'adulte supporte beaucoup plus facilement que l'enfant. (Procédé de choix).

La pince à courbure œsophagienne de M. Garel peut rendre des services pour l'extraction du tube. Avec la pince ordinaire, je suis arrivé à extraire le tube sans difficulté, mais toujours en faisant tirer la langue.

Tableau IX.

De l'intubation chez l'adulte.

Tubage.

Préliminaires de l'opération.

De l'emploi du laryngoscope. — Peut rendre des services étant donné que l'index n'arrive pas toujours à dominer le champ opératoire. Mais pour cela on a besoin d'une installation appropriée et d'être très au courant de la pratique laryngoscopique.

De l'anesthésie. — Il se présentera des cas dans lesquels il faudra y avoir recours.

Des instruments à employer. — Les instruments pour l'enfant suffisent. Malgré cela des appareils spéciaux pour adultes ont été préconisés (Lefferts, Massei, Sargnon, etc.).

L'opération. — Elle présente moins de difficultés que chez l'enfant. — La manœuvre de soulever le larynx en tirant la langue dehors est indispensable. — Le fil est mieux supporté et il est tout indiqué de le conserver, étant donné les difficultés de l'extraction.

Après l'opération.

Séjour du tube. — On n'en pourra prévoir la durée, la plupart du temps, étant donné qu'on a affaire généralement à des cas chroniques.

Surveillance. — Même quand le fil est conservé, elle est bien moins sévère que chez l'enfant.

Alimentation. — Généralement l'adulte tolère mieux le tube. — Les aliments passent bien, même quand on laisse le fil à demeure.

Détubage.

Le repêchage est horriblement difficile.

L'énucléation est presque impossible et très douloureuse. Cela est dû à la plus grande consistance des cartilages de la trachée.

L'extraction par le fil (qu'il est prudent de conserver) doit être le procédé de choix.

CHAPITRE VII

AVANTAGES DE LA NOUVELLE MÉTHODE

Pourquoi doit-on préférer l'intubation à la trachéotomie ?

Dans ce dernier chapitre, je tracerai un parallèle entre ces deux opérations, dont la suprématie, discutée jusqu'à ces jours, appartient complètement au tubage aujourd'hui.

Il s'agit de deux interventions entièrement différentes, dont l'une, la trachéotomie, est une opération chirurgicale complète et très délicate, et l'autre, le tubage, une simple manœuvre dont les accidents possibles ne doivent jamais nous préoccuper.

Ouvrir la trachée par un quelconque des procédés mis en pratique est une opération sérieuse ; ajoutez à cela le pénible spectacle qui se présente à l'opérateur, considéré à tort comme froid et indifférent, et qui, au contraire, est plus émotionné qu'on ne l'imagine par les supplications des parents, qui craignent et attendent, anxieux, le résultat de l'opération.

L'émotion est d'autant plus terrible que le praticien lui-même n'est pas sûr de relever l'enfant vivant de la table d'opération.

On raconte que Trousseau ne pratiqua jamais une trachéotomie sans émotion. Archambault se souvenait peut-être de ces tristes situations lorsqu'il disait que l'idée seule d'une trachéotomie l'épouvantait. Saint-Germain et Landouzy avouent que de toutes les opérations chirurgicales, la plus aléatoire, la plus saisissante et la plus à craindre est la trachéotomie.

C'est une opération sanglante, entourée de nombreuses difficultés, de dangers immédiats et éloignés et, comme on l'a dit, la plus fertile en accidents imprévus. La grande pratique que l'on peut acquérir dans les amphithéâtres ne sert à rien, car, sur le malade, le tableau change totalement : on a hâte de conjurer un état asphyxique, on ne possède pas tout son calme, du sang en nappe inonde le champ opératoire et celui-ci, par les mouvements de défense de l'enfant, devient difficile à immobiliser comme il est nécessaire.

En échange, le tubage peut se faire au mo-

ment propice et avec tranquillité. De plus,
quelques tubages donnent une pratique suffi
sante qui peut affronter toutes les éventua-
lités.

Il y a plus encore : après quelque temps
de pratique on arrive à la conviction qu'un
malade que le tubage ne soulage pas ne sera
pas toujours soulagé par la trachéotomie. Je
laisse de côté, bien entendu, les cas rares
dans lesquels, pour une raison ou une autre,
il a été impossible de pratiquer le tubage et
où l'on a dû recourir à la trachéotomie. A
l'appui de cette assertion je constaterai que
M. Jakubowski (1), sur 85 trachéotomies secondaires, eut à déplorer 78 décès. M. M. Guyère,
Thiersch, Rehn, Graser, Ganghofner et Bókay ont rapporté aussi des cas de trachéotomie secondaire, sans succès.

Lorsque le tubage ne conjure pas les accidents asphyxiques qui se sont produits, on
peut être presque sûr que la trachéotomie
sera à son tour impuissante. Bien des praticiens l'ont déjà remarqué. Il s'agit toujours
de localisation trachéo-bronchique de fausses

---

(1) La statistique que le professeur de Cracovie a eu
l'obligeance de m'envoyer comprend les années de 1891
à 1900.

membranes diphtériques. Dans ces cas le fait que la canule descend quelques millimètres plus bas dans l'arbre respiratoire a bien peu d'influence dans la conjuration des accidents.

Pendant mon internat, j'ai recueilli les observations de plusieurs cas qui prouvent bien que le tubage peut se substituer, et toujours avec avantage, à la trachéotomie.

Nous avons reçu, dans notre service, des enfants trachéotomisés d'urgence, quelques heures après l'opération. La crainte des accidents de la trachéotomie nous faisait remplacer immédiatement la canule par le tube, suturant la blessure trachéale, et cela toujours avec succès.

Dans un de ces cas, il s'agissait d'un enfant de six ans qui nous fut amené quelques heures après avoir subi la trachéotomie et qui dut payer de sa vie l'opération d'urgence dont il souffrit. La redoutable broncho-pneumonie, comme la qualifie M. Dieulafoy, avait trouvé une magnifique porte d'entrée, — je n'en doute pas, — par la blessure et la canule trachéale, exposées trop longtemps à une atmosphère bien nuisible à ces petits opérés.

Je constaterai également les charges et les ennuis que procure à une famille cette opération chirurgicale qui doit être faite avec une

asepsie et une antisepsie parfaites. Et alors
même, la hâte avec laquelle on doit agir, l'in-
commodité du local, de moyens et d'aides dont
le praticien doit se contenter, sont autant de
difficultés. Le tubage est, au contraire, une
opération facile, qui ne rencontre jamais d'op-
position dans les familles, qui s'achève au
moment où l'on place le tube ; le nettoyage
et changement de la classique cravate qui
garantit l'orifice trachéal, n'existe pas.

En plus, un enfant tubé peut être baigné
sans inconvénient, tandis que, pour un trachéotomisé, le bain est presque impossible.

A tout ce qui a été dit on peut ajouter
qu'avec le tubage l'air apporté aux poumons
pénètre suivant son cours normal, dans les
conditions requises, et, après avoir subi la
caléfaction physiologique dans les fosses nasales, arrive humide et tiède jusqu'aux dernières ramifications bronchiques.

Chez les trachéotomisés, cette transforma-
tion que subit l'air et que l'organisme, par
sa disposition spéciale, produit normalement,
ne peut se réaliser, et de là vient la nécessité
de remplacer l'œuvre de la nature, en maintenant l'enfant dans une chambre spacieuse à
air humide et à température convenable.

A côté de tout cela, et de toutes les appréciations exposées dans le cours de ce travail, on peut encore noter comme avantages du tubage :

1º Que l'expectoration est beaucoup plus facile par le tube que par la canule ;

2º Que dans aucun cas il n'empêche de pratiquer plus tard la trachéotomie, s'il est nécessaire ;

3º Que le malade, bien que rendu aphone par la compression des cordes vocales, peut cependant s'exprimer dans un langage articulé et distinct. Cette facilité contribue puissamment à éviter la tristesse qui l'accable quand il a été trachéotomisé.

4º Que la respiration avec le tube est normale, et non sifflante et désagréable comme avec la canule, à tel point que, dans la plupart des cas, on ne saurait dire si l'enfant a ou non le tube dans la gorge.

5º Que, dans des cas de tuméfaction et d'infiltration de la glotte, le tube, selon quelques auteurs, agit efficacement. D'autre part, la compression du corps métallique sur les pseudo-membranes avec lesquelles il est en contact doit contribuer à les désagréger plus ou moins et à en faciliter l'expulsion ;

6º Que la colonne d'air n'est pas détournée et facilite par son passage l'expulsion des pseudo-membranes de la partie supérieure de la trachée et du larynx, chose presque impossible chez le trachéotomisé ;

7° Enfin, on peut ajouter une observation de Waxham et Northrup, des États-Unis, qui a peut-être un fond de vérité, savoir : que, comme il s'agit d'une légère manœuvre non sanglante, qui ne mérite pas le nom d'opération, si l'enfant vient à mourir, les parents n'incrimineront pas le médecin pour avoir effectué une intervention inutile, le discréditant ainsi aux yeux de tout le monde.

J'insisterai maintenant sur quelques-uns des dangers immédiats et éloignés de la trachéotomie, comme parallèle aux accidents relatifs au tubage, et à la manière de les éviter, étudiés dans le troisième chapitre.

Dangers immédiats de la trachéotomie.

Sans compter ceux qui sont causés par des fautes opératoires, nous allons signaler :

1° La possibilité d'hémorragies abondantes, primitives ou secondaires, qui contribuent puissamment à débiliter l'enfant ;

2° L'asphyxie possible et fréquente provoquée, soit par les intervalles d'apnée, quelquefois prolongés pendant toute la durée de l'immobilisation du larynx ;

3° Les syncopes, le choc opératoire, qui, bien que peu fréquents, se produisent quelquefois ;

4° La production de faussses routes par une introduction maladroite de la canule ; les emphysèmes sous-cutanés, etc.

Dangers éloignés de la trachéotomie.

1° La préoccupation d'une blessure ouverte, exposée à toutes les infections, même après l'enlèvement de la canule : un phlegmon du cou, une gangrène, une érisypèle envahissant le visage, une médiastinite, etc., peuvent trouver une porte d'entrée dans la blessure trachéale ;

2° Les graves complications pulmonaires, et particulièrement la broncho-pneumonie qui augmente d'une manière effrayante la mortalité des trachéotomisés ;

3° Les ulcérations de la trachée dues à la pression et au frottement du bec de la canule, qui peuvent déterminer des hémorragies secondaires, toujours dangereuses, et qui sont souvent le point de départ de bourgeons tra-

chéaux, et de sténoses consécutives. Parfois,
ce sont de vrais rétrécissements cicatriciels ;

4° Les spasmes possibles du larynx arrivant après l'extraction de la canule (les canulards). On a vu des enfants porteurs de leur canule pendant 6 mois, 10 mois, 1 an et plus.

5° La cicatrice indélébile qui préoccupe tout le monde, et qui, plus tard, enlaidirait plus d'une belle gorge ; bien qu'il s'agisse là d'un défaut plutôt que d'un danger.

6° Enfin M. Landouzy a fait sur l'avenir des trachéotomisés, une observation de grande valeur, que je n'ai pas encore constatée : « L'air de débilité que prennent les ma-
« lades à partir de leur opération. Regar-
« dez-les bien et vous verrez que tous sem-
« blent y avoir laissé quelque chose de leur
« vigueur ; de fait, non seulement vous ne
« verrez pas vos trachéotomisés devenir des
« hommes forts, à poitrine élargie, aux mus-
« cles puissants, mais vous ne les trouverez
« plus guère quand devra sonner leur ving-
« tième année. C'est que, candidats à la tuber-
« culose au lendemain de leur trachéotomie,
« ils sont arrivés plus ou moins tôt à la phtisie
« pulmonaire. Mon collègue Jules Simon,
« qui a passé sa vie dans les hôpitaux d'en-
« fants et dont personne ne peut nier l'expé-

« rience en pédiatrie, ne connaît pas d'en-
« fants trachéotomisés qui soient arrivés à
« la virilité. Pour ma part, je ne connais, à
« l'heure actuelle, et il y a nombre d'années
« que mon attention est spécialement éveillée
« sur ce point, qu'une femme d'apparence
« bien portante, qui va entrer dans la tren-
« taine et que j'ai trachéotomisée sous l'œil
« de mon maître Archambault ; c'est une
« exception, et cette exception confirme la
« règle. » Telle est l'opinion du Pr Landouzy.

Quant à moi, j'ai été plus heureux que le
maître ; car, sans avoir prêté une grande attention au problème posé, j'ai connu plusieurs
sujets, et entre autres deux jeunes gens de
vingt-quatre ans, et une jeune fille de vingt-
deux, de constitution forte et très robuste, qui
avaient été trachéotomisés dans leur première
enfance, par notre maître regretté, le P^r Pi-
rovano.

Cependant, si de nombreuses observations
confirment celles exposées par M. Landouzy,
cela seul constituerait le coup de grâce de la
trachéotomie, que les progrès du tubage tendent à faire disparaître.

Tableau X.

PARALLÈLE

TRACHÉOTOMIE	INTUBATION
1. Opération chirurgicale complète, sanglante et très délicate.	1. Simple manœuvre non sanglante qui ne mérite pas le nom d'opération.
2. L'émotion de l'entourage et du médecin est d'autant plus terrible que celui-ci n'est pas sûr de relever l'enfant vivant de la table d'opération.	2. Le tubage peut se faire sans émotion, sans alarme de la part de l'entourage, et le médecin peut être bien plus tranquille et bien plus affirmatif sur le succès de l'opération.
3. Les parents ne consentent à la trachéotomie que quand l'enfant est presque mourant.	3. Les parents consentent volontiers à la première indication du médecin.
4. La grande pratique que l'on peut acquérir à l'amphithéâtre est illusoire : sur le vivant le tableau change complètement : la hâte, les mouvements de défense de l'enfant, le sang en nappe, etc., sont autant de conditions défavorables.	4. Quelques essais préalables et quelques intubations sur le vivant donnent une pratique suffisante qui permet d'affronter toutes les éventualités.
5. La stagnation de pseudo-membranes localisées au-dessus de la canule trachéale s'explique par l'absence de la colonne d'air ; l'expectoration, si elle se produit, est incomplète.	5. Les pseudo-membranes désagrégées par la pression du tube sont expulsées sans difficulté par la toux. — L'expectoration est plus facile et plus complète.
6. On est presque certain qu'un malade, qui n'aura pas trouvé de soulagement avec le tubage ne sera pas soulagé davantage par la trachéotomie.	6. Le tubage suffit presque sans exception à conjurer les phénomènes asphyxiques dans tous les cas de croup.
7. La dépense et l'ennui qu'elle cause en clientèle.	7. Le tubage ne demande aucune dépense ni préparation de la part de la famille.
8. L'ouverture trachéale constitue souvent la porte d'entrée si redoutable de la broncho-pneumonie.	8. L'air arrive aux poumons par les voies naturelles réchauffé par son passage à travers les fosses nasales, d'où la diminution sensible des craintes de broncho-pneumonie.
9. La canule trachéale et la cravate classique demandent une surveillance constante. — On sait bien qu'il faut changer celle-ci et nettoyer celle-là plusieurs fois dans la journée.	9. La surveillance que demande le petit tube, quoi qu'on en ait dit, est restreinte, si on l'entoure de conditions requises. Le garde-malade et l'entourage n'ont rien à faire. — Une personne intelligente auprès du patient suffit pour remplir les premières indications

10.	L'impossibilité presque absolue de baigner l'enfant si son état l'exige.	10.	... qu'il peut être soumis à tous les traitements thérapeutiques.
11.	La cicatrice indélébile préoccupe les gens de haute situation sociale.	11.	Le tubage ne laisse pas de traces.
12.	L'enfant rendu aphone ne peut pas communiquer avec son entourage.	12.	L'enfant, bien que rendu aphone, peut cependant s'exprimer en langage articulé et distinct, ce qui contribue à éviter la tristesse qui accable les trachéotomisés.
13.	Le bruit de la respiration à travers la canule est désagréable et pénible.	13.	La respiration de l'enfant tubé est identique à celle de l'état normal.
14.	La canule trachéale n'a pas d'action thérapeutique locale sur la muqueuse.	14.	Dans les cas d'infiltration et de légère œdème de la glotte le tube agirait avec efficacité.
15. Accidents opératoires immédiats.	a) Fréquence d'hémorragies abondantes. b) Asphyxie causée souvent par une période d'apnée due à l'immobilisation du larynx au moment d'opérer. c) Syncopes, choc opératoire, pendant l'intervention. d) Fautes opératoires justifiées la plupart du temps, fausses routes, etc.	15. Accidents opératoires immédiats.	a) Les hémorragies ne se produisent presque jamais. b) La crainte d'asphyxier l'enfant pendant l'opération disparait avec l'emploi des instruments permettant le tubage ouvert. c) Les syncopes sont excessivement plus rares que dans la trachéotomie. d) Les fautes opératoires, les fausses routes, etc., ne doivent pas entrer en ligne de compte dans le tubage.
16. Accidents éloignés.	a) Blessure ouverte, susceptible de s'infecter ultérieurement. b) Ulcérations de la trachée dues à la pression et au frottement du bec de la canule. c) Canulards (rares). d) Les opérés sont candidats à la tuberculose (Landouzy).	16. Accidents éloignés.	a) Il n'y a pas de blessure à craindre : les points de départ d'infection n'existent pas. b) On a beaucoup exagéré la fréquence et la gravité des lésions de décubitus. — Elles ne sont pas fréquentes. c) Les tubards sont aussi rares que les canulards. d) Les enfants ne seront jamais condamnés à la tuberculose par le fait du tubage.
		17.	Dans aucun cas le tubage n'empêche de pratiquer la trachéotomie secondaire.

VALEUR DES STATISTIQUES

C'est une erreur déplorable que de recourir aux statistiques publiées pour se prononcer en faveur soit de l'intubation, soit de la trachéotomie.

Toutes les statistiques enregistrent les résultats nous faisant connaître le nombre des morts ou celui des malades guéris, qui furent tubés ou trachéotomisés, pour en conclure : tant de morts par trachéotomie, tant par tubage.

Et je me demande à quoi peuvent nous servir ces données, du moment que les deux interventions dont nous nous occupons, non seulement manquent d'effets curatifs, mais encore ne constituent pas un facteur direct de la mort, principalement en ce qui concerne l'intubation.

Le processus général de la diphtérie, modifié aujourd'hui par un médicament spécial, le sérum, ne le fut jamais ni par la trachéotomie, ni par le tubage, destinés simplement à conjurer un accident grave : l'asphyxie. Ces interventions par elles-mêmes ne guérissent, ni ne tuent (ici quelques réserves en ce qui concerne la trachéotomie).

D'autre part, combien d'enfants meurent avec le tube dans le larynx ? Ce sont des cas exceptionnels, et dont le nombre restera forcément minime.

Une statistique relative à l'intubation, et qui nous donnerait le chiffre d'enfants qui ont été tubés avec succès, moururent ou non plus tard, victimes de la maladie, serait de grande valeur, et à côté d'une statistique relative à la trachéotomie, nous pourrions établir un parallèle exact et obtenir d'intéressantes conclusions.

Mon opinion est qu'il suffit qu'un enfant ait été tubé et qu'il soit détubé deux ou trois jours après sans que les phénomènes du tirage réapparaissent, pour le considérer comme un succès du tubage. S'il meurt plus tard, pour une cause ou une autre, cette éventualité ne doit en aucune manière comptée au détriment de l'intubation.

Ci-joint, je donne le type d'un tableau de statistique, telle qu'on doit la comprendre. Comme exemple, — destiné d'autre part à faire mieux saisir l'utilité d'un tableau de cette nature, — j'ai inscrit différentes observations supposées de cas qui peuvent se présenter dans la pratique journalière.

Tout cela explique suffisamment l'absence de statistiques à l'appui de mes conclusions. La même considération me fait intentionnellement oublier celles de Buenos-Aires qui sont empreintes des mêmes défauts.

Nous manquons donc, pour l'instant, de statistiques qui nous renseignent sur le point en question, et nous permettant d'affirmer avec la puissance des chiffres, — quant à moi je suis absolument convaincu, — *la supériorité du tubage sur la trachéotomie.*

SPÉCIMEN DE «TABLEAU CLINIQUE» POUR LA STATISTIQUE DE L'INTUBATION

NOM	AGE	ÉTAT de l'enfant	INJECTION	INTUB-VENTION	TYPE de la intervention	DATE de l'intubation	TUBE	ACCIDENTS	LE DÉTUBE	A-T-ON EU RECOURS à la trachéotomie	ACCIDENTS	A-T-ON RÉTUBÉ · DÉTUBAGE	PROCÉDÉ du	ACCIDENTS	TOTAL	BAISSÉ	ACCIDENTS	ISSUE DE LA MALADIE	RÉSULTAT
N. N.	[illegible]	Très débile	[illegible]	Précoce	N° 1	[illegible]	d'Olboyer	Aucun	Oui	[illegible]	Aucun	[illegible]	Repêchage	Très laborieux	[illegible]	[illegible]	Aucun	[illegible]	Oui
N. N.	[illegible]	Faible	[illegible]	Id.	[illegible]	[illegible]	Rogers	Spasme très fort	Oui	[illegible]	Aucun	[illegible]	Euodésaires	[illegible]	[illegible]	—	[illegible]	[illegible]	Oui
N. N.	[illegible]	Fort	[illegible]	Tendue	[illegible]	[illegible]	Fréquent	Légère hémorragie	Oui	[illegible]	Rejet [illegible] après	[illegible]	Labonion	[illegible]	[illegible]	—	[illegible]	[illegible]	Oui
N. N.	[illegible]	[illegible]	[illegible]	Id.	N° 4	[illegible]	Exam.	Chute dans l'œsophage [illegible]	Non	Oui	[illegible]	[illegible]	Par le fil	[illegible]	[illegible]	—	[illegible]	[illegible]	Oui
N. N.	[illegible]	Diphtérie laryngée	[illegible]	Id.	[illegible]	[illegible]	Éberth [illegible]	Aucun	Non	[illegible]	Non	Id.	[illegible]	[illegible]	[illegible]	Mort	[illegible]	Diphtérie [illegible]	Oui
N. N.	[illegible]	Reprise	[illegible]	Id.	[illegible]	[illegible]	Rogers	Mort subite	[illegible]	[illegible]	[illegible]	[illegible]	[illegible]	[illegible]	[illegible]	—	[illegible]	[illegible]	Oui
N. N.	[illegible]	Très fort	[illegible]	Id.	[illegible]	[illegible]	Pince Avse [illegible]	Syncope	Oui	[illegible]	Aucun	[illegible]	Repêchage	Très faible	[illegible]	[illegible]	[illegible]	[illegible]	Oui
N. N.	[illegible]	Très fort	[illegible]	Id.	[illegible]	[illegible]	Transpp	Obstruction du tube [illegible]	Oui	[illegible]	Obstruction beaucoup	[illegible]	Id.	Labonion	[illegible]	[illegible]	Aucun	[illegible]	Oui
N. N.	[illegible]	Faible	[illegible]	Précoce	[illegible]	[illegible]	Rogers	Aucun	Oui	[illegible]	Rejet du tube [illegible]	[illegible]	Spontané	Très faible	[illegible]	[illegible]	[illegible]	[illegible]	Oui
N. N.	[illegible]	Très débile	[illegible]	Tardive	[illegible]	[illegible]	D'Olboyer	Impossibilité de l'intubation	[illegible]	[illegible]	[illegible]	[illegible]	[illegible]	[illegible]	[illegible]	Mort	[illegible]	Asphyxie	Oui
N. N.	[illegible]	[illegible]	[illegible]	Précoce	[illegible]	[illegible]	Pince Avse	Aucun	Oui	[illegible]	Déglutition très terrible	[illegible]	Tabard	[illegible]	[illegible]	Aucun	[illegible]	[illegible]	Oui
N. N.	[illegible]	Très fort	[illegible]	Id.	[illegible]	[illegible]	Rogers	Fausse route très int.	Oui	[illegible]	Emphysème sous-cutané	[illegible]	Id.	[illegible]	[illegible]	Emphysème	Oui	[illegible]	Oui
N. N.	[illegible]	Affaibli	[illegible]	Tardive	[illegible]	[illegible]	Fréquent	Aucun	Oui	[illegible]	Déglutition très difficile	[illegible]	Id.	[illegible]	[illegible]	[illegible]	[illegible]	[illegible]	Oui

Nous rappelons [...] (1) Pour la clarté des tableaux statistiques et pour faciliter ensuite l'étude d'ensemble, je propose de numéroter et de marquer les types d'indigo.»
N° 1. État débile de la respiration, dyspnée et tirage fixe, pouls pâle, teinte très violacée. N° 2. Dyspnée par àcoups, tirage intense, cliché du pouls. [...]
[...] accent d'amplitude et d'urgence qui cardiol. [...] N° 3. Mouvements respiratoires désordonnés, enfant épuisé, extrémités refroidies (état asphyxique).
(1) Cette colonne enregistre le séjour total du tube dans le larynx compté en heures, y compris celles qui correspondent au catalogue.

L'ACCEPTATION DU TUBAGE
DANS LA CLIENTÈLE PRIVÉE
En France et à l'Étranger.

Le grand écueil pour faire accepter le tubage dans la clientèle privée a été, dès le premier moment, la question de la surveillance permanente du médecin, que préconisèrent et exigèrent quelques auteurs.

Mais le courant contraire s'accentue décidément aujourd'hui, et, à l'appui de tout mon exposé à ce sujet (voy. chapitre v), je ne saurais mieux faire que de rapporter l'avis des maîtres et praticiens qui, sur ma demande, ont bien voulu me faire connaître leur opinion et l'état actuel de la question dans les différents pays.

Je rapporterai également quelques-uns des documents de la vaste enquête à laquelle M. Trumpp s'est livré dernièrement, poursuivant le même but, et dont il présenta les résultats à la Société des « Naturforscher und Aerzte », le 21 septembre 1899.

France. — Avec la pratique de la sérumthérapie qu'on ne néglige pas, les cas de croup en ville, à Paris, sont rares : on préfère presque toujours le tubage.

M. Landouzy dit « qu'on fera une faute de clinique, de pratique et de technique opératoire, en trachéotomisant un enfant que désormais on peut faire respirer à l'aide d'un simple tube ».

M. Marfan donne à l'intubation une préférence marquée.

M. Comby accepte simplement l'intubation en ville ; étant donné les innombrables hôpitaux qui existent partout à Paris, il a pu toujours laisser à côté du petit malade un interne des hopitaux.

M. Bayeux, entre autres, a fait dans ces derniers temps une série d'intubations en ville sans surveillance, sauf dans un cas de croup fortement pseudo-membraneux.

M. Escat, de Toulouse, a rapporté, en 1899, 44 cas, démontrant que le tubage est parfaitement faisable sans surveillance permanente. Je sais d'ailleurs que Debousquet à la Borderie, Ferroud et Rabot à Lyon, Bonnain et beaucoup d'autres à Brest, Castellain à Lille, d'Astros à Marseille, etc., sont partisans enthousiastes du tubage en ville, dans les mêmes conditions.

Il est vrai qu'à côté de ces praticiens distingués, il y en a d'autres qui n'acceptent pas l'intubation sans une sévère surveillance, (Sevestre, Variot) mais je crois ne pas me tromper en affirmant qu'ils constituent une minorité sensible.

Allemagne. — M. le Pr Heubner s'exprime ainsi :

L'intubation est employée à Berlin dans tous les cas où l'âge du nourrisson et une forte bronchite ne donnent aucune contre-indication. On refuse de tuber : 1° dans les cas de diphtérie pharyngée grave concomitante; 2° dans les cas de diphtérie toxique (avec hémorragie) ; 3° dans les cas de syncopes. (lettre du 6 septembre 1901).

M. Trumpp dit :

A Munich, sur les 400 médecins, 8 à peu près, spécialistes des maladies de l'enfance, font l'intubation sans réserves dans la pratique privée (lettre du 1er septembre 1901).

A l'hôpital « Hauner » le Pr Ranke, et à l'hôpital Nord de Munich, MM. Trumpp et Hecker pratiquent l'intubation sur une vaste échelle. M. Trumpp, depuis le congrès de Vienne en 1894, plaide en faveur du tubage dans la clientèle privée. M. Doernberger, praticien de Munich également, avoue qu'il y a des années qu'il n'a plus fait une seule trachéotomie en ville.

A Leipzig, M. Carstens pratique couramment le tubage dans la clientèle. Schlesinger, de Strasbourg, cité par Monti, dit que la surveillance constante d'un médecin peut être négligée.

Autriche. — M. le Pr Monti, à Vienne, dit :

Je pratique l'intubation à l'hôpital ; dans la clientèle privée, quand je peux disposer d'une surveillance satisfaisante, une garde-malade suffit (lettre du 10 septembre 1901).

M. Gallati dit qu'à Vienne

l'intubation dans la clientèle se fait très rarement depuis la sérumthérapie. — On a peur de laisser l'enfant sans surveillance, c'est pourquoi on envoie les enfants des familles même aisées à l'hôpital (lettre du 30 août 1901).

M. Bókay, professeur à Buda-Pesth, s'exprime ainsi :

En Hongrie, l'intubation a étouffé la trachéotomie, non seulement à Buda–Pesth, mais encore dans un grand nombre de villes, et le chiffre de tubages dans la clientèle privée augmente sensiblement de jour en jour (lettre du 31 août 1901).

M. Escherich, professeur à Gratz, fait l'intubation sans surveillance médicale, exception faite pour les cas très graves (lettre du 16 septembre 1901).

M. le Pr Ganghofner, de Prague, s'exprime ainsi :

Dans notre hôpital, le tubage a presque remplacé la trachéotomie, qui se pratique rarement. Dans la clientèle privée, l'intubation est pratiquée à Prague bien que les occasions soient rares depuis la sérumthérapie (lettre du 18 septembre 1901).

M. Jakubowski, professeur à Cracovie, dit :

Depuis l'année 1895, l'intubation se fait par principe dans tous les cas à l'hôpital *St-Ludwig*, avec les meilleurs résultats (lettre du 1er septembre 1901).

MM. Grazynski, Raczynski et Lewkowicz, praticiens de Cracovie, où le croup diphtérique est très fréquent, ne pratiquent l'intubation dans la clientèle que si l'enfant malade habite à une distance d'environ une heure. M. Taub, à Buda-Pesth, exige de n'être pas éloigné du petit tubé plus que de 15 minutes (Trumpp).

Suisse. — M. Baer m'informe :

En Suisse, l'intubation est partout en usage, et depuis l'emploi de la sérumthérapie, elle occupe une place distinguée. Quant à la pratique privée, j'en ai des cas et je connais des collègues en campagne qui en profitent (lettre du 2 septembre 1901).

M. Debrunner, praticien à Frauenfeld, juge inutile une sévère surveillance (Trumpp).

Espagne. — M. Llorente, de Madrid, est très partisan de l'intubation et la pratique couramment en ville, sans surveillance médicale.

Italie. — M. Egidi, de Rome, qui fait l'intubation dans la clientèle sur une vaste échelle, est bien loin, comme je l'ai déjà dit, d'exiger une surveillance permanente près des petits tubés (lettre du 2 septembre 1901).

M. Damieno, à Naples, pratique couramment l'intubation en ville. Il a rapporté dernièrement 70 cas.

Norvège. — M. le Pr Johannessen, de Christiania, dit que

dans le cas où un tubage à faire se présente dans la clientèle, l'enfant est presque toujours transporté à l'hôpital (lettre du 13 septembre 1901).

Angleterre. — M. Arbuthnot Lane, de Londres, m'écrit :

A l'hôpital des enfants on emploie exclusivement l'intubation, avec grand succès. Les cas de croup dans la clientèle privée sont exceptionnels (lettre du 11 septembre 1901).

Russie. — M. le Pr Filatow, de Moscou, dit :

Le tubage est chez nous une intervention courante ; dans la clientèle privée il ne s'emploie que très rarement (lettre du 18 septembre 1901).

Grèce. — M. Kyriacos m'informe qu'à Athènes on préfère le tubage à la trachéotomie, et que les Drs Lourat et Papajeau le pratiquent couramment en ville.

Amérique. — Aux États-Unis, on ne discute plus la supériorité de l'intubation.

Étant donné le nombre relativement restreint des hôpitaux d'enfants, l'intubation dans la clientèle privée, principalement à New-York, se fait sur une vaste échelle.

Les résultats sont tels, qu'au delà de l'Atlantique on ne parle presque plus de la trachéotomie, et des praticiens distingués comme Jacobi, Huber, Northrup, Dillon-Brown, Mc. Naughton, Fischer, Caille et d'autres, plaident en faveur de la nouvelle méthode.

M. Waxham, qui compte ses interventions en ville par centaines, dit que jamais il n'a songé à une surveillance médicale permanente auprès de ses petits malades (Trumpp).

MM. Icaza et Cardenas m'informent que le croup diphtérique à Quito et à Bogota est excessivement rare, et qu'on donne toujours la préférence à l'intubation, soit à l'hôpital, soit dans la clientèle.

M. Mondino, de Montevideo, me fait savoir que l'intubation se pratique là-bas indistinctement à l'hôpital et en ville, et, dans ce dernier cas, sans exiger une surveillance permanente : c'est la manière d'agir de MM. Quintero, Vera, Acuña (Minas), etc.

A Buenos-Aires, depuis l'année 1895, on pratique l'intubation à l'hôpital de M. le Pr Penna, — et par la suite aux *Enfants-Assistés* de M. Bosch et à l'hôpital Saint-Louis (« *Hospital de Niños* » de M. Arraga). — Actuellement l'acceptation de la nouvelle méthode est telle que les cas de trachéotomie sont devenus vraiment rares.

En ville et à la campagne, l'intubation est pratiquée par tous les spécialistes des maladies des enfants, sans songer à exiger de la surveillance médicale constante auprès des petits malades. J'ai fait quelques tubages en province à Mendoza et San Louis.

BIBLIOGRAPHIE (1)

A

Abarnon, v. Nes. — Essai sur le traitement du croup à la campagne par l'intubation. *Thèse*, Paris, 1896.

B

Baer. — Fortschritte der Krankenpflege, juillet 1892.

Baer (G.). — Tracheotomie und Intubation im Kinderspital Zürich. Beobachtungen aus den Jahren, 1874-1891. *Inaug.-Dissert.* Leipzig, 1892.

Baginsky. — (Nothnagel. Spec. Path. und Therapie). Diphtherie, 1898.

    — (A.). — Diphtherie und diphtheritis der croup. Hölder, Wien, 1898.

Ball (J.-B.). — Intubation of the larynx. London, 1891.

Baudouin. — Contribution à l'étude de l'intubation dans le croup. *Thèse*, Paris, 1895.

Baudrand. — Ulcérations laryngées consécutives au tubage. *Thèse*, Paris, 1897.

---

(1) Je me bornerai à citer les ouvrages traitant de l'intubation et quelques-uns des articles parus dans les journaux médicaux du monde entier ayant une relation étroite avec les différents sujets étudiés dans le cours de cet ouvrage.

Bauer (L.). — Zwei Fälle subcutanen Emphysems während der Intubation. *Pester med.-chir. Presse*, Nr. 49, 1895.

— Eine Modification der O'Dwyerschen Tuben. *Jahrb. f. Kinderheilk*, Bd. XLIV, H. 3, p. 257, 1897.

Bayeux. — Le tubage du larynx, série d'articles publiés dans *La Médecine infantile*, nos 10, 11, 12, 13, 14, 16, 17, 18 et 19, 20 et 21, 22 de l'année 1897 ; nos 3 et 5 de l'année 1898, et no 6 de *La Presse médicale*, 1897.

— La diphtérie avant et depuis l'année 1894. *Thèse*, Paris, 1899.

Bichat. — Opération chirurgicale de Dessault.

Bókay. — Meine Erfolge mit der O'Dwyerschen Intubation. *Jahrb. f. Kinderh.*, 1891.

— Ueber 100 geheilte Intubationsfälle. *Jahrb. f. Kinderh.*, 1892.

— In welchem Verhältnisse findet bei der O'Dwyerschen Intubation die Hinabstossung der Pseudo-Membranen statt, etc. *Jahrb. f. Kinderh.*, 1894.

— Die Dauer der Intubation bei geheilten Diphteriekranken vor der Serumbehandlung und jetzt. *Deutsche med. Wochenschr.*, 1895.

— Die Intubation als unterstützendes Verfahren der Tracheotomie. *Arch. f. Kinderh.*, 1897.

— Die Anwendung der Intubation in der Kinderpraxis, mit Ausnahme der Diphterie. *Ann. de méd. et chir. infantiles*, 1897.

— Gedenkrede über O'Dwyer. *Jahrb. f. Kinderh.*, 1899.

— Offener Brief an Dr. Siegert. *Jahrb. f. Kinderh.*, 1900.

— Bericht über die in der Diphtherie-Abtheilung des Stefanie-Kinderspitals in Budapest vollführten Intubationen. *Jahrb. f. Kinderh.*, 1893.

Bókay. — Application de l'intubation à la prat. infant. en dehors des cas de dipht. *Méd. infant.*, 1898.

Bouchut. — D'une nouvelle méthode chirurgicale pour le traitement du croup. *Bull. de l'Acad. de méd.*, 1858, t. XXIII.

— Clinique de l'hôpital des Enfants-Malades. Paris, 1884.

— Résurrection du tubage de la glotte dans le croup. *Paris méd.*, 15 janvier 1887.

— Tubage du larynx ou intubation. Paris, 1888.

C

Caillé. — Tubage du larynx. *New-York med.*, 15 janvier 1887.

Carpentier. — Des indicat. du tubage et de la trachéotomie, etc. *Thèse*, Paris, 1901.

Chabanet. — Le tubage de la glotte. *Thèse*, Paris, 1887.

Chaillou (A.). — La sérumthérapie et le tubage du larynx. *Thèse*, Paris, 1896.

D

Damieno. — L'intubazione nel crup prima e dopo la sieroterapia. Naples, 1899.

D'Astros. — Mémoire présenté par M. Hutinel à la *Soc. méd. des hôp.*, le 19 avril 1895.

Deuhard. — *The medic. rec.*, 27 avril 1887.

D'Heilly. — Tubage du larynx dans le croup. *Société méd. des hôp.*, 27 avril 1888.

Dillon-Brown. — Intub. of the larynx in diph.-croup. *New-York med. Journal*, 9 mars 1889.

— The construction of the O'Dwyer tubes with a report of 350 cases of intubat. of the larynx. New-York, 1890.

DILLON-BROWN. — Statistique de 806 cas d'intubation. *New-York med. Rec.*, 23 juillet 1887.

DUJARDIN-BEAUMETZ. — Leçons de clinique thérapeutique, vol. II.

E

EGIDI. — Série d'articles publiés : *Archivio italiano di Pediatria*, fasc. II, 1891, *id..* 1892.

— *Boll. delle malattie dell' orecchio, gola*, etc., nº 1, 1892 et nᵒˢ 3-4, 1893.

— *Bull. della R. Acad. med. di Roma*, fasc. II, 1894-95.

— *Supplem. al Policlinico*, nº 35, 1895.

— Sténoses laryngées, etc. Mémoire lu à la 2ᵉ réunion de la *Société ital. de laryngologie, rhinol. et otol.*

— Contributo alla statist. dell' ascesso peritracheo-laryngeo, etc. Rome, 1897. *Annali di laryng. ed otolog.*, etc. (Genova), avril 1900.

— *Archiv. ital. di otologia*, etc., fasc. III, 1901.

— *Archiv. ital. di laryngologia*, fasc. III, 1901.

ESCAT. — Tubage sans surveillange permanente (44 cas). *Arch. internat. de laryng., otolog.*, etc., mars-avril 1889.

ESCHERICH (Th.). — Ueber die Indicationem der Intubation bei Diphtherie des Larynx. *Wien. klin. Wochensch.*, 1891, nᵒˢ 7 et 8.

— Diphtérie, croup, sérumthérapie, 1895.

F

FERROUD (P.). — L'intubation du larynx chez l'enfant et chez l'adulte, etc. *Thèse*, Lyon, 1894.

FROIN. — Nouveaux instr. pour le tubage, etc. *Bulletins de la Soc. de pédiatrie.* Paris, février 1901.

G

Ganghofner (F.). — 64. Versammlung der Gesellschaft Deutscher Naturforscher und Aerzte in Halle a/S., 1891. *Bericht*, p. 325.

Galatti. — Die Intubation in der Privat-Praxis. Wien, 1894.

— Ein Fäll von 436stündiger Intubation. *Wiener medic. Blätter*, 1894.

— Ueber Narbenstricturen nach Intubation. *B. G. Taubner*. Leipzig, 1896.

— Beitrag zur Anatomie des Kindlichen Kehlkopfs. Wien, 1899.

— Conseils pratiques sur l'intubation chez l'enfant. *Arch. de méd. des enfants*, n° 4, avril 1900).

Gillet (H.). — La pratique de la sérothérapie, 1895.

Gomez de la Mata. — Cateterismo, dilatacion y entubado laringeo, etc. *Gaceta de optalm., otolog. y laryngologia*, n° 10. Madrid, 1886.

Gouguenheim. — Le tubage du larynx dans la diphtérie. *Revue de clin. et de thérap.*, 26 mai 1887.

Green. — A treatise on diseases of the air passages. New-York, 1838.

H

Heymann. — Des indicat. actuelles de la trachéot. dans le croup, etc. — Contre-indicat. du tubage. *Thèse*, Paris, 1897.

Heubner. — Beiträge zur Kenntniss der Diphterie. *Jahrbuch f. Kinderh.*, 1890.

— *Jahrbuch der Kinderheilkunde*, 1893, Bd. XXXVI, p. 161 (laryngo-fantômes).

— 66. Versammlung deutscher Naturforscher und Aerzte in Wien, 1894.

Huber (Francis). — Intubation. Read before the New-

York Academy of Medicine, june 2, 1887. Reprinted from the Medical Record, june 18, 1887.

Hugues. — Des inconvénients de l'intubation laryngée dans le croup. Lyon, 1895.

— L'intub. laryngée dans le croup. Paris, 1895.

I

Isch-Wall. — Tubage du larynx. *Progrès médical*, 30 avril et 18 juin 1887.

J

Jacques. — Intubation du larynx dans le croup. *Thèse*, Paris, 1888.

Jacobi. — Intubation of Larynx. Papers read before the New-York Accademy of Medicine, in the stated Meeting of june, 1887 (by A. Jacobi, Joseph O'Dwyer, Francis Huber, Dillon Brown, W. P. Northrup, J. H. Hauce and A. Caillé). *Medical Record*, juin 18 et 25 et juillet 23, 1897.

L

Labus. — Il cateterismo e la dilatazione meccanica nelle stenosi della laringe. Milano, 1876.

Landouzy. — Les sérothérapies. Paris, 1898.

Lefferts. — De l'intubation chez l'adulte. *New-York med. Journal*, 9 décembre 1893.

Lichtwitz. — Extirpation par voie naturelle de papillomes multiples du larynx chez l'enfant à l'aide d'une nouvelle méthode : l'intubation avec tube fenêtré. *Bulletins et Mémoires de la Société de laryngologie, d'otologie et rhinologie de Paris*, 1892.

Llorente (V). — Difteria, su diagnostico, pronóstico y tratamiento. Madrid, 1889.

M

Massei. — La mia 1ª intubazione per crup laringeo. Co
municazione fatta alla R. Accad. Medico-
Chirurgica di Napoli nel 22 dicembre 1889.
Archivio italiano di Pediatria, 1890.

— La mia 5ª intubazione per crup laringeo. Sto
ria ed Epicrisi. *Archivii italiani di Larin-
gologia*, anno X, fascicolo 2º, 1890.

Massei ed Egidi. — La intubazione della laringe nel crup.
Comunicazione al 1º Congresso Pediatrico in Roma.
Giornale internaz. delle Scienze Mediche, anno XIII,
1890.

Massei. — Laryngo-stenosi per sifilide gommosa. Intu
bazione. *Rivista Clinica e Terapeutica*,
anno XIII, 1891.

— La intubazione della laringe nei bambini e
negli adulti. Comunicazione alla R. Accademia Medico-Chirurgica di Napoli. *Bollet-
tino di quest' Accademia*, anno III, N. 1-
2, 1891.

— L'intubation du larynx chez les adultes. *Revue
de laryngologie, d'otologie et de rhinologie*. Paris, 1891.

— Sulla cura del crup laringeo. Lezioni. *Gazzetta
degli Ospitali*, nos 47-51-52, année 1891.

— Short considerations on intubation in children
and adults, as adopted in Italy. From the *Medical and
Surgical Reporter*, august 2, 1891.

Massei (F.). — Leçons cliniques sur l'intubazione della
laringe nei bambini e negli adulti. Napoli, 1893.

Meltzer. — Intubation dans des cas de corps étrangers,
etc. *New-York med. Record*, 21 septembre 1889.

Monti, — Kinderheilkunde in Einzeldarstellungen.
Zehntes heft Diphtherie. Berlin. Wien, 1900.

Mount Bleyer. — Nouveau tube pour intubation, etc.

New-York med. Journ,, 21 septembre 1889.

MOUNT-BLEYER. — Some practhical hints in connection with intubation of the Larynx and a résumé of 206 cases operated on from 1888 to 1888. From the *New-York med Journal*, nº 2, 1889.

A record of the results of five hundred and twelve cases of Intubation of the larynx, operated on betwen 1886 and the present year, read *before the Tenth International Medical Congress, held at Berlin, before the Section of Laryngology*, August 1890.

N

NORTHRUPP (W.-P.). — The pathological anatomy of laryngeal diphteria as related to intubation. Communication au *Congrès internat. de Washington*, 1887.

— Intub. does not prelude trach. and the tube, etc. *Cyclopedia of the diseases of children*, 1890.

— Apparatus for artificial forcible respiration. *British med. Journal*, 9 sept. 1894.

O

O'DWYER. — Chronic stenosis of the larynx treated by a new method with report of a case. *Med. Record*. New-York, 5 juin 1886.

— L'emploi des tubes pour l'intubation. *Phil. County med. Soc.*, 23 mai 1887.

— Intubation tubes. From the *Transact. of the Philadelfia County med. Soc.*, 23 mai 1888.

O'Dwyer. — Intubation in chronic stenosis of the larynx, with a report of five cases. *New-York med. Journal*, 10 märz 1888.

— Intubation pour extraction de corps étrangers. *New-York med. Record*, 5 octobre 1889.

— Nouv. instr. pour l'intub. *Assoc. of med. New-York med. Journal*, 22 février 1890.

— Intubation of the larynx. *Annual of the universal medical Sciences*, vol. IV, 1894.

— The present status of intubation in the treatment of Croup. *The New-York med. Journal*, march 10, 1894, p. 297.

— L'évolution de l'intubat. (Discours annuel au président de la Soc. améric. de pédiatrie, juin 1896).

P

Perez Avendaño. — Crup, tubage del larinx, modif. de instr. *Thèse*, Buenos-Aires, 1899.

— (Voy. Variot.)

R

Ranke. — Intubation des Kehlkopfes bei erschwertem Décanulement nach Tracheotomie. *Henoch's Festschrift*, 1890.

— Intubation du larynx. *Munch. med. Woch.*, juillet et octobre 1889.

Retournard. — Tubage et trachéotomie dans la rougeole. *Thèse*, Paris, 1898.

S

Saint-Germain. — Chirurgie des enfants. Paris, 1884.

Sargnon. — Tubage et trachéotomie en dehors du croup. etc. *Thèse*, Lyon, 1900.

Sevestre et Martin. — Article Diphtérie. Traité des maladies de l'enfance de Grancher, Marfan, Comby.

Schlossarek (A.). — Demonstration eines Phantoms zur Erlernung der Intubation. *K. K. Gesellschaft der Aertze in Wien*, 5 janvier 1894.

Schröter. — Beitrag zur Behandlung der Larynxstenosen. Wien, 1876.

Schweiger. — Die Intubation, etc. *Jahrbuch für Kinderheil*, août 1893, p. 239.

Soltmann. — Siebenter Jahresbericht über die Thätigkeit des neuen Kinderkrankenhauses zu Leipzig für das Jahr 1898. B. G. Teubner. Leipzig, 1899.

Sota y Lastra (R. de la). — Entubamiento de la laringe en el crup. *Revista medica de Sevilla*, n° 8, 1886.

— Trece casos de Crup tratados por el entubamiento de la laringe. *Revista medica de Sevilla*, n° 12, 1887.

T

Thuillier. — Essai sur l'angine laryngée œdémateuse. *Thèse*, Paris, 1815.

Toti. — Sull' intubazione laringea nei tracheotomizzati, 1891.

Trousseau. — *Clinique médicale.*

Trumpp. — Die unblutige operative Behandlung von Larynxstenosen mittelst der Intubation. Leipzig und Wien, 1900.

Tsakiris. — Instruments anciens et nouveaux pour l'intub. du larynx dans le croup. *Th.*, Paris, 1895.

— Sur un nouveau procédé d'intub. du larynx. *Gazette des hôpitaux*, 14 mai 1895.

V

Variot (G.). — La diphtérie et la sérumthérapie. Paris, 1898.

Variot (G.). — Quelques réflexions sur le tubage du larynx dans la diphtérie. *Journal de clinique infant.*, 24 janvier 1895.

—   Sur un travail de M. Perez Avendaño. *Bulletins de la Soc. de pédiatrie.* Paris, nov. 1900.

W

Waxham. — Relation de 83 cas de tubage du larynx, au lieu de la trachéot. dans les laryngites pseudo-membraneuses. Chicago, 1886.

—   400 cas d'intubation avec 139 guérisons. *Americ. med. Ass.*, juin et décembre 1892.

—   Statist. de l'intub. et des instruments nécessaires, etc. *Journ. Amer. med. Ass.*, 16 décembre 1898.

—   Report of four-hundred cases of intubation. Chicago, 1892.

Weinlechner. — Ueber den Katheterismus des Larynx. Wien, 1871.

TABLE DES AUTEURS

TABLE DES FIGURES

ET

DES TABLEAUX SYNOPTIQUES

TABLEAUX SYNOPTIQUES

TABLE DES MATIÈRES

CHAPITRE II

DEUXIÈME PARTIE

CHAPITRE I

CHAPITRE III

CHAPITRE IV

CHAPITRE V

CHAPITRE VI

CHAPITRE VII

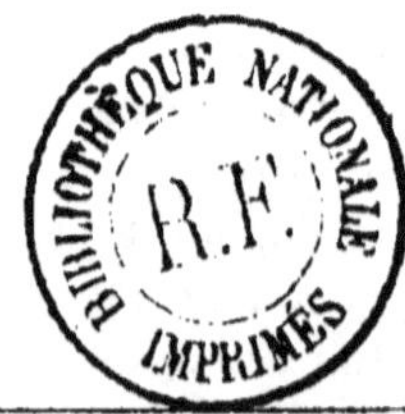

CHARTRES. — IMPRIMERIE DURAND, RUE FULBERT.

www.ingramcontent.com/pod-product-compliance
Lightning Source LLC
LaVergne TN
LVHW020140070726
842527LV00017B/636